ひざ痛

変形性《へんけいせい》膝関節症《ひざかんせつしょう》

ひざの名医15人が教える

最高の治し方大全

文響社

はじめに

ひざ痛は、多くの人が経験するありふれた症状です。しかし、たとえ痛みが軽くても侮ってはいけません。年を取ったり、肥満でひざに大きな負担がかかったりすると、ひざ関節の変形が進み、痛みが悪化してしまいます。

これが、ひざ痛の原因の大半を占める「変形性膝《ひざ》関節症」です。

現在、変形性膝関節症の治療を受けている患者さんのほとんどが、漫然と鎮痛薬を飲んでいます。薬の効果は一時的なので、服用をずっと続けなくてはなりません。

重要なのは、変形性膝関節症がどのような病気なのかを正しく理解し、適切な治療を受けることです。そして何よりも、セルフケアとして穏やかな運動を行ったり、活動的な生活を心がけたりすることが症状改善のために欠かせません。

本書では、ひざ痛の治療に精通した15人の専門医が、全１３７の質問に回答。病気や症状をはじめ、薬や注射などの保存療法、手術、日常のセルフケア、さらには、ひざ痛を招く変形性膝関節症以外の病気などについて詳細に説明しています。いずれも、みなさんがひざ痛を克服するための大きな助けとなるでしょう。

ひざ痛の克服には、痛みを和らげるだけでなく、ひざ関節の可動域（動かせる範囲）を広げたり、歩行距離を延ばしたりしてＱＯＬ（生活の質）を高めることが重要になります。本来は患者さんの病状に合わせ、オーダーメイドの治療が行われるべきですが、今の日本の医療制度にそれを期待するのは難しいでしょう。むしろ、患者さん一人ひとりが「自分で病気を治す」という意識を持つことが大切です。本書を読んで、自分の病状に合った最高の治し方が見つかれば幸いです。

（黒澤　尚）

ご回答いただいた先生方 ※掲載順

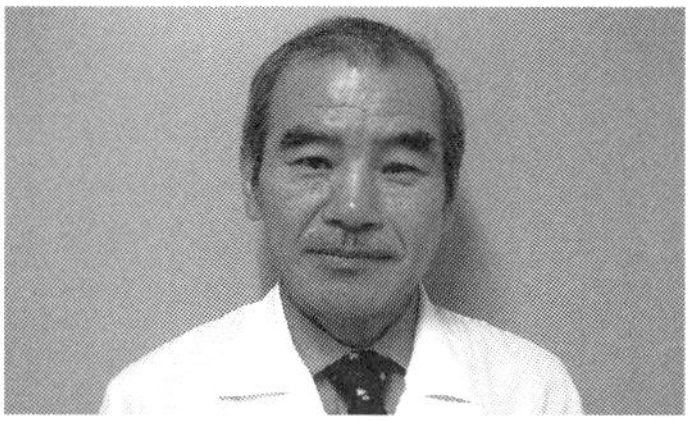

順天堂大学医学部整形外科学
特任教授
黒澤《くろさわ》 尚《ひさし》先生

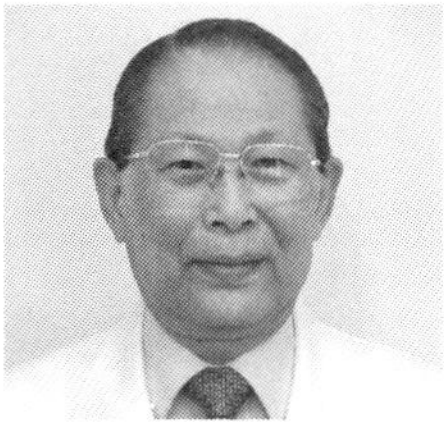

原宿リハビリテーション病院
名誉院長
林《はやし》 恭史《やすふみ》先生

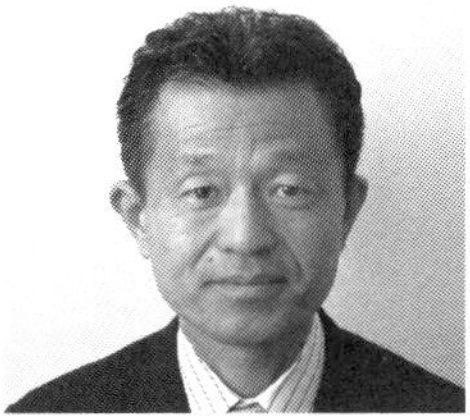

千葉大学予防医学センター
教授
佐粧孝久《さしょうたかひさ》先生

※巻末（204ページ～）にくわしい紹介があります。

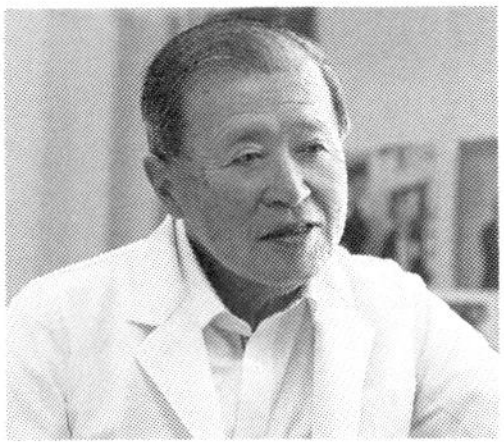

上山田病院
整形外科
吉松俊一《よしまつしゆんいち》先生

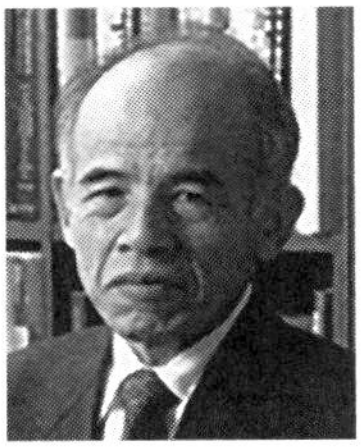

大阪府立大学大学院
名誉教授
山《やま》野《の》慶《よし》樹《き》先生

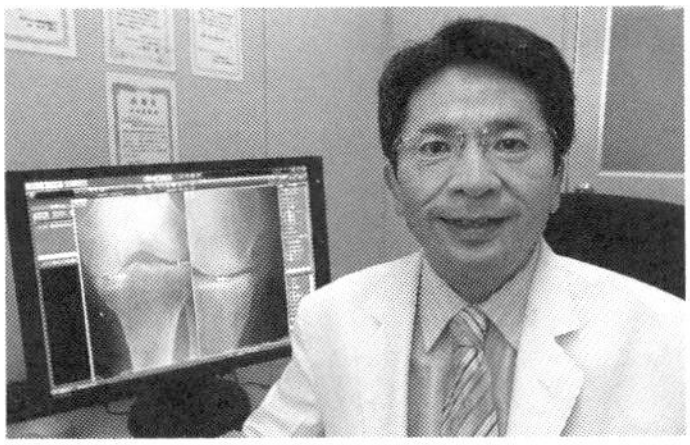

戸田整形外科リウマチ科
クリニック院長
戸《と》田《だ》佳孝《よしたか》先生

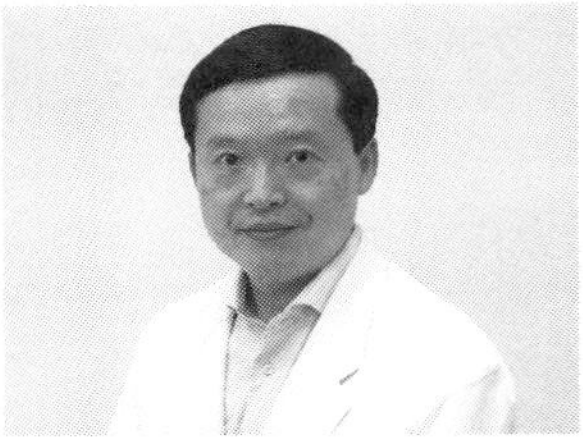

公立福生病院
脳神経外科医・気象予報士
福永篤志《ふくながあつし》先生

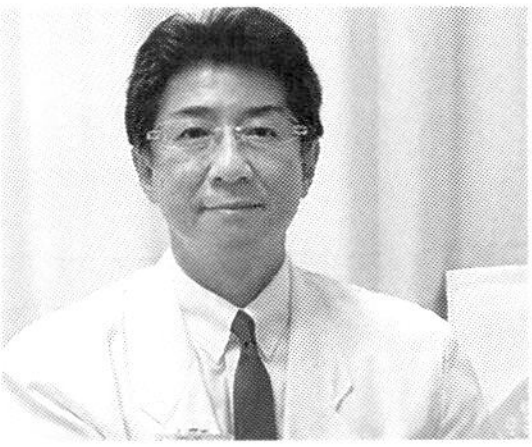

銀座医院
整形外科医
齋藤吉由《さいとうよしゆき》先生

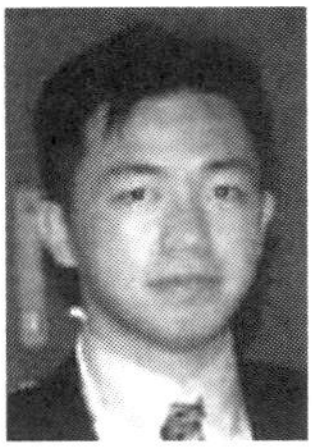

上山田病院
整形外科
吉松俊紀《よしまつとしのり》先生

ご回答いただいた先生方

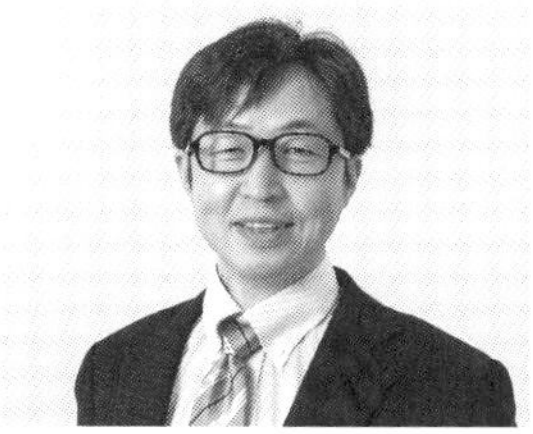

お茶の水整形外科
機能リハビリテーションクリニック院長
銅《どう》治《や》英《ひで》雄《お》先生

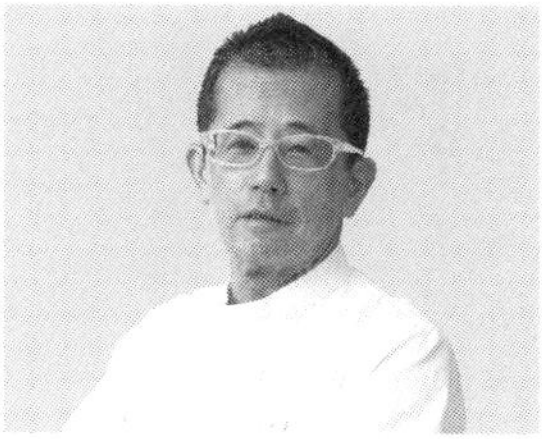

清水整形外科クリニック
院長
清《し》水《みず》伸《しん》一《いち》先生

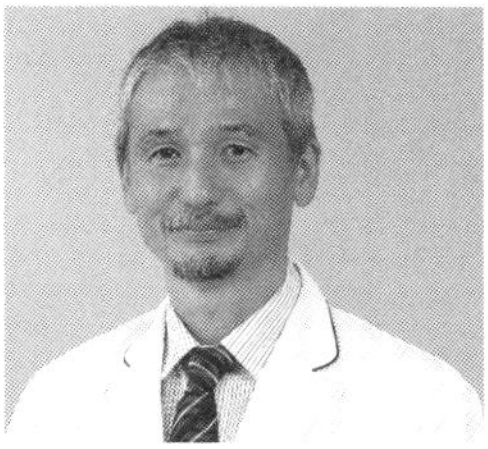

名古屋一宮西病院
人工関節センター長
巽《たつみ》 一郎《いちろう》先生

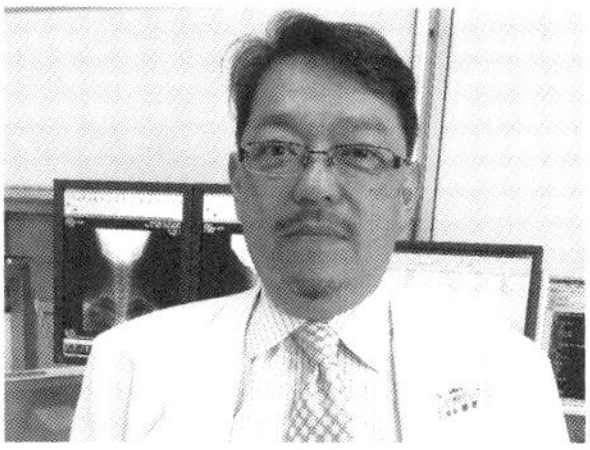

ヒロ整形クリニック
院長
勝《かつ》野《の》 浩《ひろし》先生

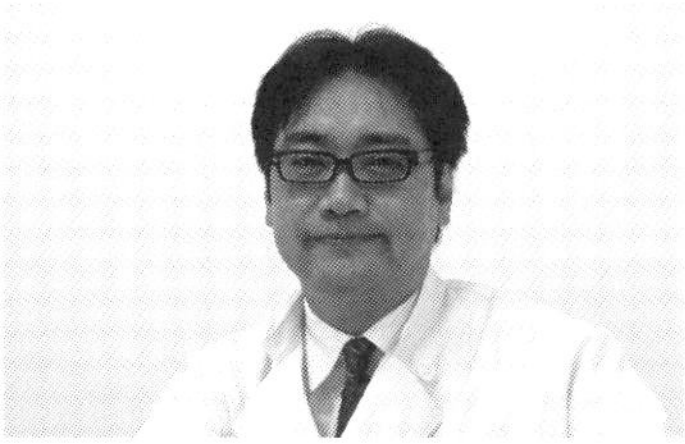

千葉大学大学院
医学研究院特任教授
渡辺《わたなべ》淳《あつ》也《や》先生

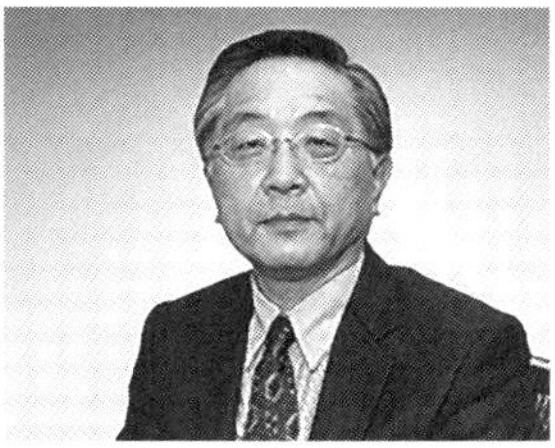

横浜市立脳卒中・
神経脊椎センター病院長
齋藤《さいとう》知行《ともゆき》先生

※巻末（204ページ～）にくわしい紹介があります。

目次

第2章 症状についての疑問14

第3章 診察・検査・診断についての疑問12

第4章 保存療法① 薬物療法・注射療法についての疑問16

第7章 手術についての疑問23

第8章 日常生活とセルフケアについての疑問21 …… 159

第9章 関節リウマチなど他の病気が原因のひざ痛についての疑問 9……191

第1章

病気についての疑問22

Q1 変形性膝関節症とはどういう病気ですか？

変形性膝《ひざ》関節症は、慢性炎症により徐々にひざが変形（O《オー》脚化）する病気です。ひざ痛を訴える患者さんの実に9割以上が、この変形性膝関節症で占められています。

ひざ関節は、大腿《だいたい》骨（太ももの骨）と脛《けい》骨（すねの骨）の末端が接合する部分で、その間には弾力性に富んでクッションの役目を担う軟骨（関節軟骨や半月板）がありま す。この関節軟骨と半月板は、加齢とともに弾力性が失われ、すり減ったり変性したりすると、ひざ関節全体を包む関節包《ほう》の滑膜《かつまく》に炎症が起こって痛みが発生します。

また、変形性膝関節症は進行性の病気です。関節軟骨のすり減りが進むにつれて、ひざ関節の変形が少しずつ進み、ひざ関節の可動域（動かせる範囲）が制限され、ひざの曲げ伸ばしが思うようにできなくなってしまいます。

変形性膝関節症になると痛みだけでなく、ひざ関節の痛みや可動域の制限によって、正座ができない、しゃがめない、階段の上り下りがつらい、杖《つえ》なしでは歩けないなど、日常生活に多大な支障をきたします。自立した生活に必要なＡＤＬ（日常生活動作）を維持するためにも、できるだけ早く対処することが大切です。

（黒澤 尚）

ひざ関節の構造

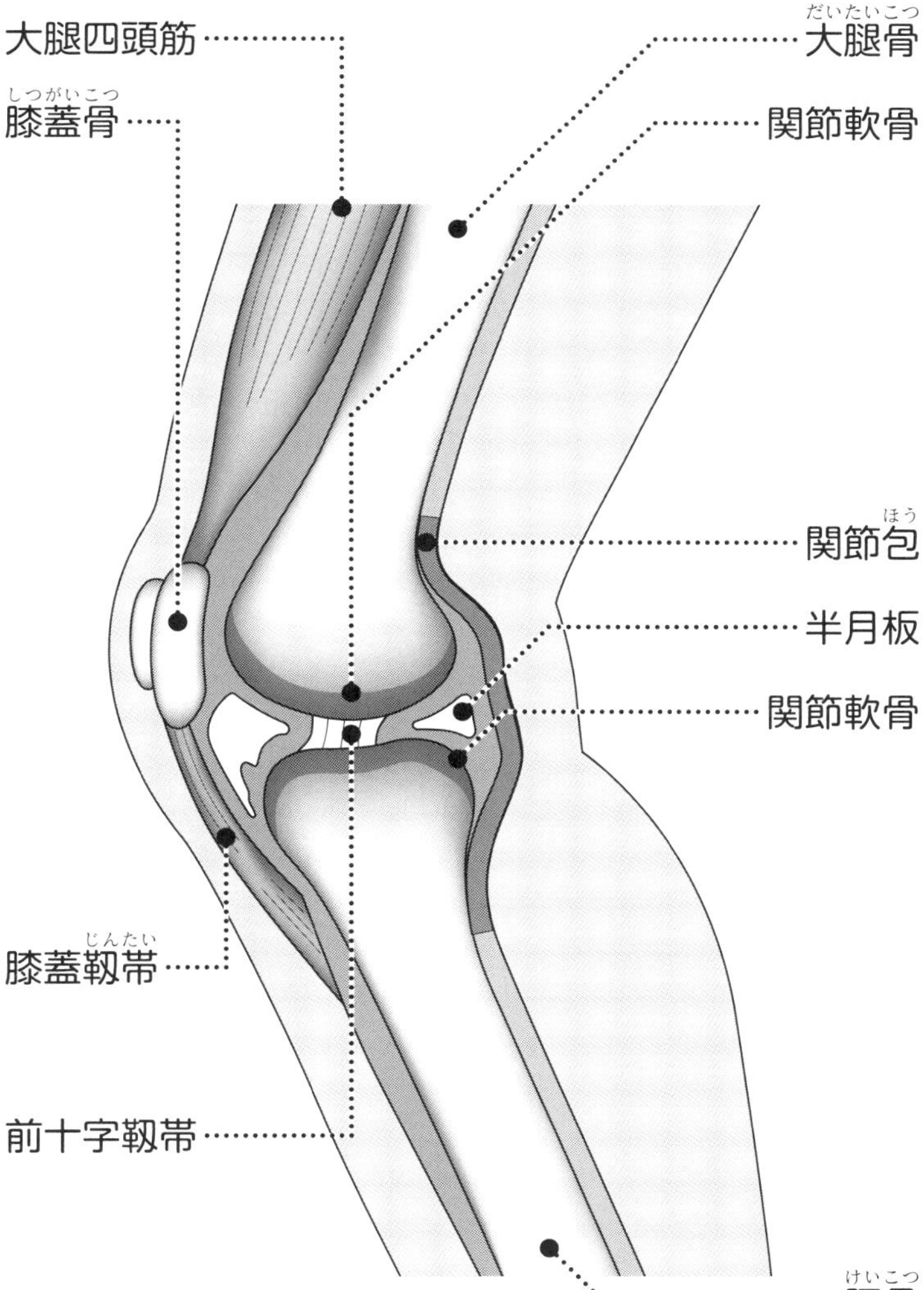

※側面から見た図

Q2 ひざ関節はなぜ変形してしまうのですか？

ひざ関節の変形を招く主な原因は、もともとの体質に加え、加齢や運動不足による**ひざ関節の衰え、肥満や長時間の立ち仕事などによるひざへの負荷**です。

そもそも、ひざ関節は、太ももから上の体重を支えています。そのため、ちょっとした動作を行っただけで、ひざ関節には強い衝撃が加わります。そうしたひざへの強い負荷を和らげるために、大腿骨《だいたい》（太ももの骨）と脛骨《けい》（すねの骨）の間には関節軟骨と半月板があり、クッションの役割を担っています。

関節軟骨は骨の関節面を覆っており、半月板はひざの内側・外側にあります。どちらの軟骨も水分をたっぷり含んでいて、コラーゲン（たんぱく質の一種）が束のようになってできており、柔軟性に富んでいます。こうした関節軟骨と半月板のクッション機能のおかげで、跳《と》んだり、はねたり、走ったりしても、ひざにかかる強い衝撃が適度に分散されるというわけです。

ところが、関節軟骨や半月板は、加齢とともに弾力性が失われて硬くなり、すり減ったり、細かい傷ができたりします。そこに強い負荷がかかると軟骨のすり減りが進

関節軟骨がすり減ると、ひざ関節の変形が進む

※正面から見た図

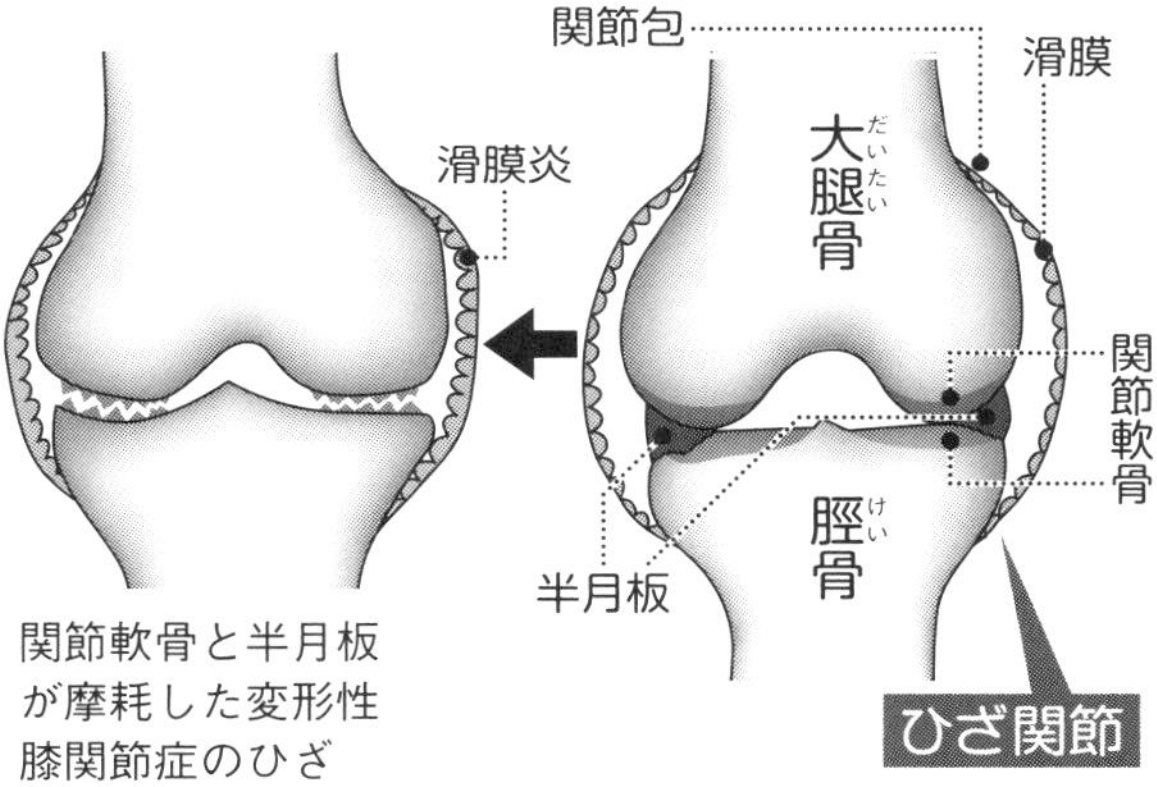

み、ひざ関節が変形してしまうのです。

さらに、運動不足もひざ関節の変形に大きくかかわっています。ひざ関節は、太ももの大腿四頭筋をはじめとする筋肉や靱帯《じんたい》（骨と骨をつなぐ丈夫な線維組織）などによって支えられています。そうした筋肉・靱帯が加齢や運動不足で衰えると、大きな負荷がかかってひざ関節が変形しやすくなるのです。

運動不足は肥満を招きますが、これも大問題。肥満で体重が増えると、立ったり歩いたりするだけでひざ関節に大きな負荷がかかるので、適正体重を保つことが肝心です。

長時間の立ち仕事も、ひざ関節への負担を増やす原因になります。特に、家事で立ちっぱなしの主婦は、ひざへの負荷を減らすためにも、こまめに動いてください。（黒澤 尚）

Q3 ひざ関節が変形すると、ひざ痛が起こるのはなぜですか？

変形性膝《ひざ》関節症によるひざの痛みは、ひざ関節を覆う関節包《ほう》の内側（滑膜《かつまく》）の炎症が原因で起こります。

「ひざ関節が変形すると、骨と骨が直接ぶつかって痛みが現れるのではないか」と誤解している人がいますが、そうではありません。軟骨がすり減って骨と骨が直接ぶつかるようになっても、ひざが動きにくくなるだけで、ひざ痛は現れないのです。

では、関節包の滑膜に炎症が起こるしくみを説明しましょう。

加齢や運動不足・肥満などで、ひざ関節の関節軟骨や半月板がすり減ったり傷ついたりすると、微細な摩耗粉《まもう》が関節包内に生じて滑膜を刺激します。このとき、免疫反応（免疫は病気から体を守るしくみ）が起こり、摩耗粉は異物と見なされます。その結果、滑膜の細胞から「炎症性サイトカイン」という生理活性物質が次々と分泌《ぶんぴつ》されて炎症が起こり、痛みが現れるというわけです。

まとめると、ひざ痛は「**①関節軟骨や半月板の摩耗→②摩耗粉の発生→③滑膜の炎**

軟骨の摩耗粉の刺激で、ひざ関節に炎症が起こる

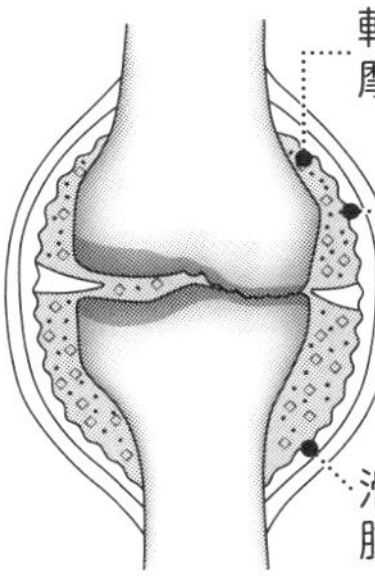

関節包内に軟骨の摩耗粉が発生すると、滑膜から炎症性サイトカインが分泌されて炎症（滑膜炎）が起こり、ひざ痛が現れる。

症→④炎症性サイトカインの分泌」といった流れで起こります。この流れを断つためには、滑膜の炎症を鎮めるほかありません。

さらに、滑膜に炎症が起こると、多くの場合、ひざ関節内で潤滑油の役割を担う関節液が過剰になって、いわゆる「水がたまる」状態（**関節水腫**《すいしゅ》という）になります。炎症性サイトカインには、血管を膨らませて浸透圧を高める作用があり、血液量の増加とともに血管から体液が浸潤（しみ込むこと）して関節包内にたまるのです。やはり、ひざ関節に水がたまった状態も、滑膜の炎症を鎮めなければ根本的に解消しません。

ところで、炎症性サイトカインが過剰になって起こるひざ痛には、変形性膝関節症のほかに**関節リウマチ**などがあります。しかし、関節リウマチは免疫の異常で起こる自己免疫疾患《しっかん》なので、変形性膝関節症とは区別して考えなければなりません。

（黒澤　尚）

Q4 変形性膝関節症はどのように進行していく病気ですか？

変形性膝《ひざ》関節症は、突発的に起こるのではなく、長い年月をかけて関節軟骨や半月板が損耗し、徐々にゆっくりと進行します。

ひざ関節の変形や、症状の進み方は人によって違います。とはいえ、数年から数十年かけて「初期」「中期」「末期」という三つの病期で進行するのがふつうです。

初期は、軟骨のすり減りが少なく、ひざ関節の変形はほとんどありません。主な症状は、ひざのこわばりや違和感ですが、必ずしも症状が軽いわけではなく、むしろ初期は滑膜《かつまく》の炎症がひどく、三つの病期の中で最も強い痛みが現れやすくなります。

中期は、ひざ関節の変形が始まる段階です。初期に比べて痛みは少し軽くなりますが、慢性痛でひざの曲げ伸ばし、階段の上り下りなど日常動作がつらくなります。

末期は、軟骨がほとんどすり減って、骨と骨が直接ぶつかっている状態です。ここまで進むと、立つ・座る・歩くといった日常動作がまともにできません。痛みは強くなりますが、中には滑膜の炎症が治まって痛みが少し軽くなる人もいます。（黒澤 尚）

変形性膝関節症は3つの病期で進行する

初期（軽症）

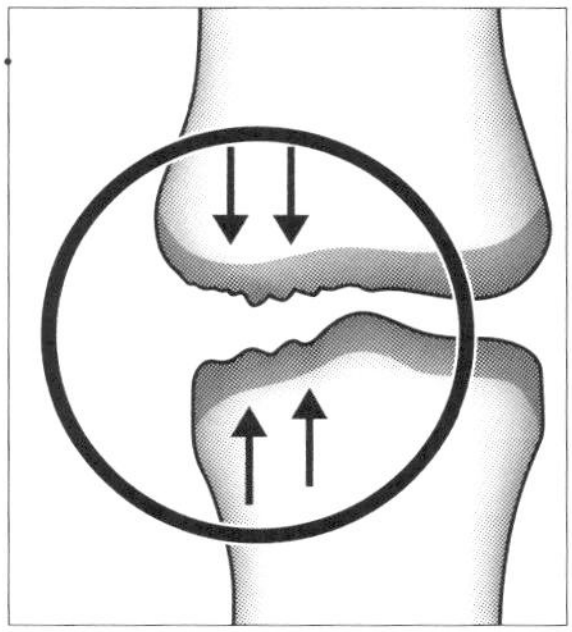

軟骨のすり減りが少なく、ひざ関節の変形は軽度。

症状▼

ひざのこわばりや違和感、ときどき強い痛みを感じる。実は、この初期に最も強い痛みが起こりやすい。

中期（中等症）

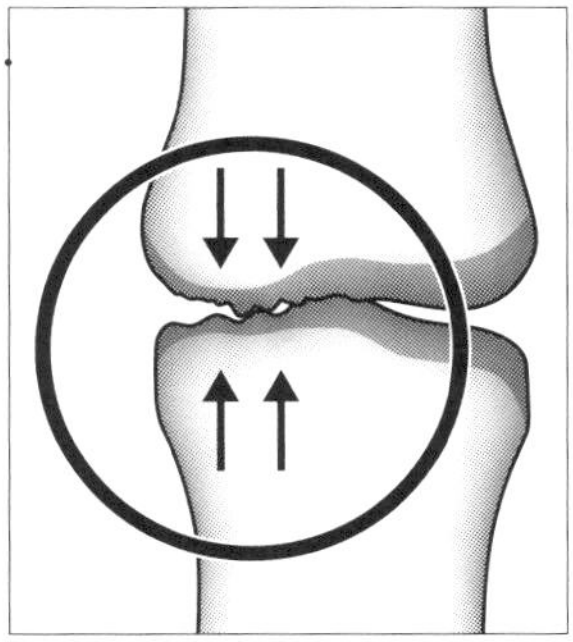

軟骨のすり減りが進み、ひざ関節の変形が強まる。

症状▼

ひざの曲げ伸ばし、階段の上り下りがつらい。ひざが慢性的に痛むが、初期に比べると痛みは少し軽くなる。

末期（重症）

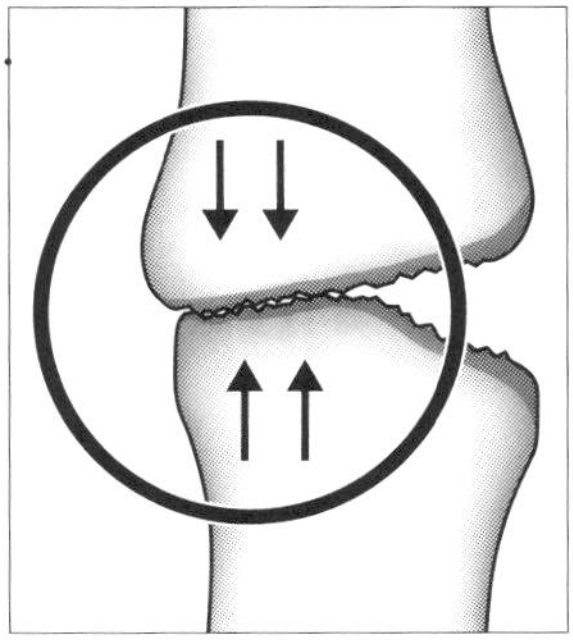

軟骨がほとんどすり減り、骨と骨が直接ぶつかるようになる。

症状▼

立つ・座る・歩くがまともにできず、生活に支障が出る。痛みはかなり強いが、あまり痛みが出なくなる人もいる。

Q5 変形性膝関節症の人が年々増えつづけているのはなぜですか？

2005年に東京大学医学部研究グループが行った疫学調査（対象者は50歳以上）によると、日本における変形性膝《ひざ》関節症の推定患者数は約2400万人（男性約840万人、女性約1560万人）と報告されています。その後も患者数は増えつづけており、**現在は約3000万人に上ると推計されています。**

このように変形性膝関節症の人が増えているのは、本格的な高齢社会が到来したことが一番の要因として挙げられるでしょう。日本人の平均寿命は、男性81・25歳、女性87・32歳（2019年公表）で、年々長生きになっています。

実際に、ひざ痛は高齢者に多く見られます。その理由は、**高齢になると関節軟骨や半月板がもろくなるため、摩耗粉《まもう》による滑膜《かつまく》の炎症が起こりやすくなるから**です。

また、高齢になると家に引きこもりがちになり、運動不足で下半身の筋力が衰えたり、肥満に陥って体重が増えたりします。こうしたことも、ひざ痛の人が増えている要因になっています。

（黒澤 尚）

高齢化で変形性膝関節症が急増！

●関節症全体の患者数が25年間で5倍以上増加

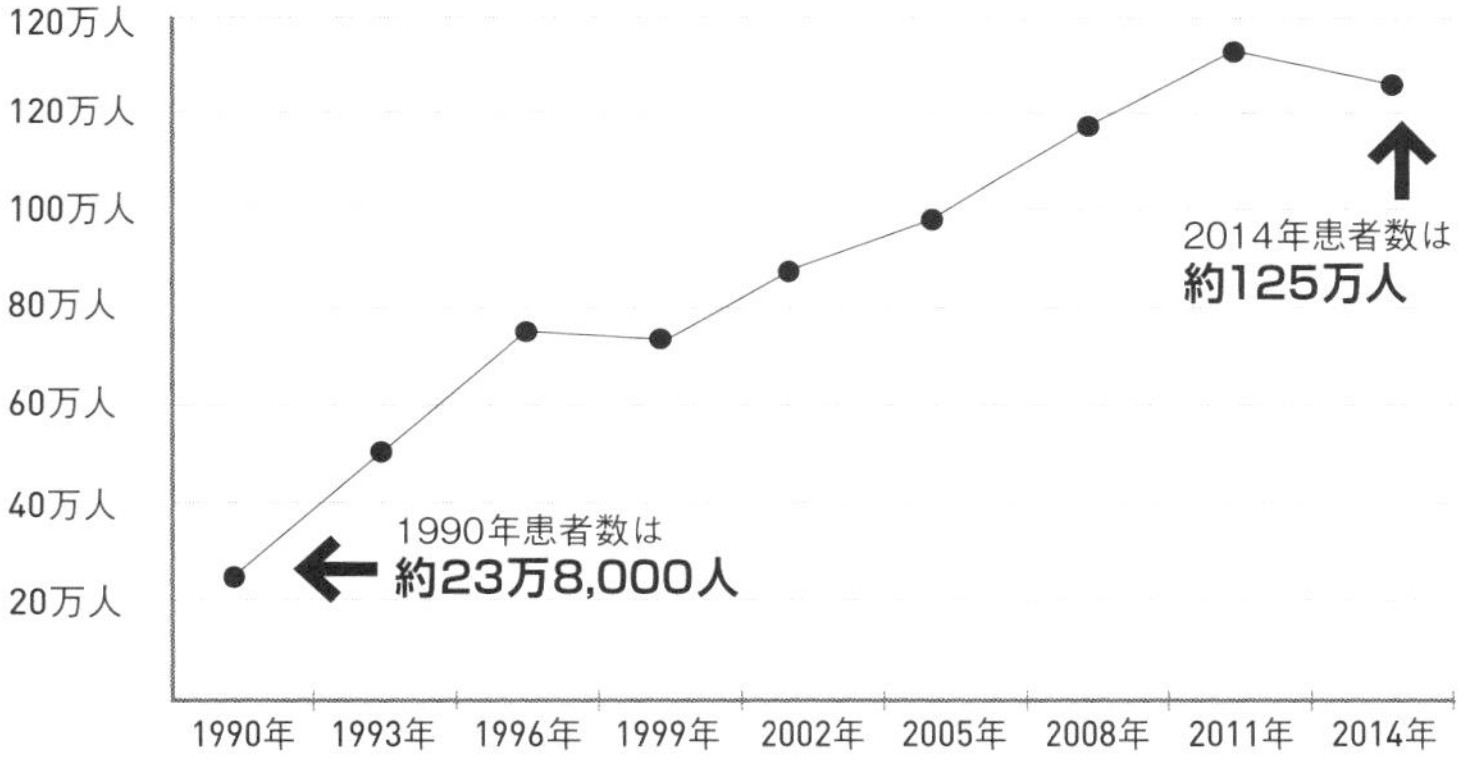

※厚生労働省「患者調査」による関節症（変形性膝関節症を含む）の患者数の推移。平成に入ってから右肩上がりで急増している

●人工膝関節（TKA・UKA・PFA）の登録数が6年間で約5倍増加

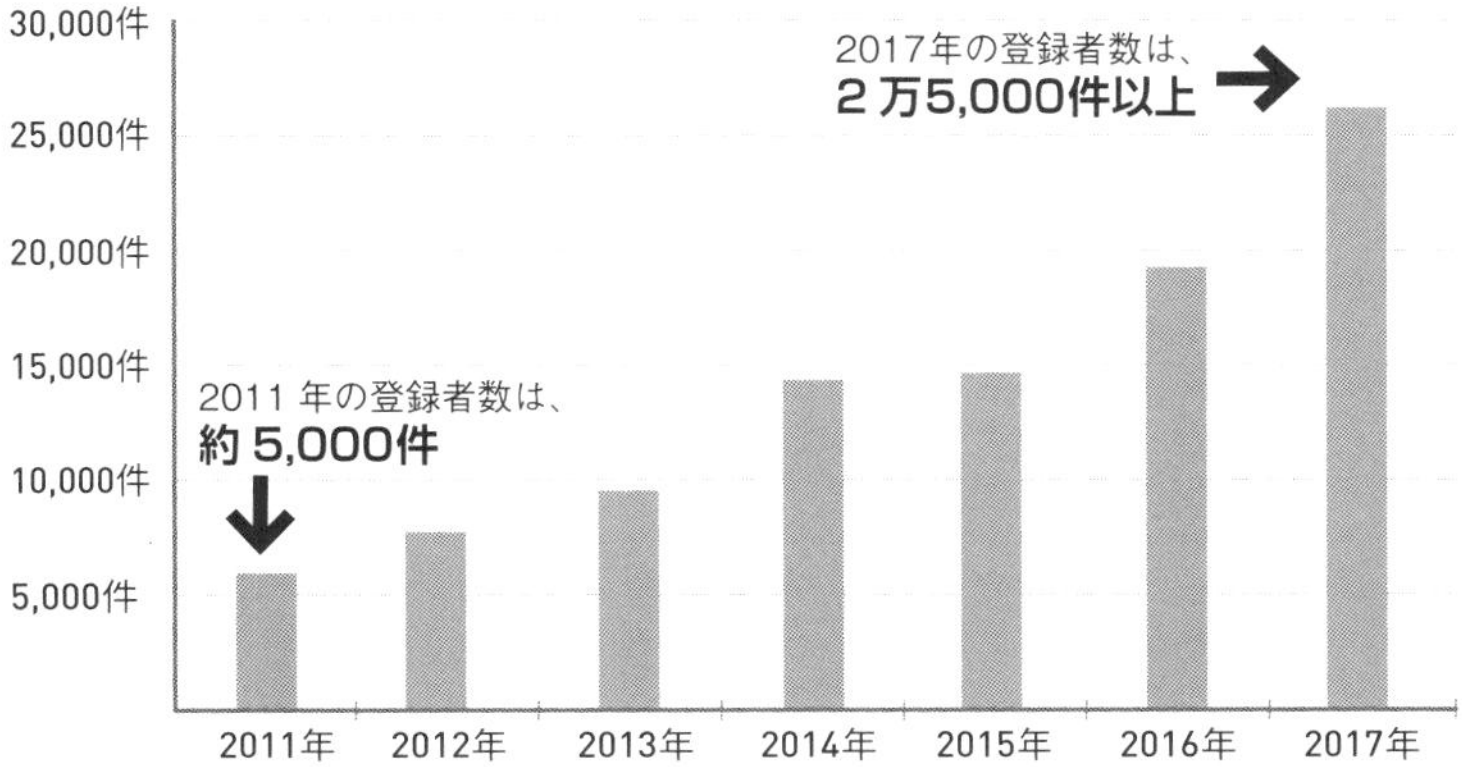

※日本における人工膝関節の登録数（一般社団法人日本人工関節学会）の推移。人工膝関節置換術の初回手術・再手術の件数を表す

Q6 変形性膝関節症を発症しやすいのは、どんな人ですか？

変形性膝《ひざ》関節症は通常、中高年以上の人に起こります。日本では、60歳以上の人の約6割が変形性膝関節症で、高齢者ほど発症しやすいと報告されています。これは、高齢者ほど足腰の筋力が低下し、ひざへの負担が増大するためです。

年齢に関係なく、**肥満で体重が増えすぎている人**も発症しやすいといえます。体重が増えるほどひざへの負担は大きくなるからです。特に、おなかに内臓脂肪がたまっているメタボ体型の人は、変形性膝関節症を発症しやすいといえるでしょう。

また、変形性膝関節症は、**女性に多く見られる**という特徴があります。発症率を比較すると、女性は男性よりも5～6割も多いのです。これは、女性は男性よりもひざ関節を支える筋肉の力が弱いことや、軟骨の健康を保つ女性ホルモンの分泌《ぶんぴつ》が更年期以降に減少するためと考えられます。

以上をまとめると、特に**中高年以上で肥満の女性**は変形性膝関節症になりやすいといえます。肥満や運動不足に陥らないように気をつけましょう。

（黒澤 尚）

Q7 変形性膝関節症は高齢者だけでなく、若い人にも起こりますか？

変形性膝《ひざ》関節症を発症しやすいのは、中高年以上の人や女性です。しかし、男女を問わず、30～40代の若い患者さんも珍しくありません。

若い人に変形性膝関節症が起こる一番の理由は、スポーツ経験です。激しい運動で半月板などを損傷すると、ひざ関節が変形しやすくなります。

若い女性の場合は、ハイヒールなどの**かかとの高い靴**や、**足に合わない靴**が原因で変形性膝関節症になる人が目立ちます。かかとの高い靴や足に合わない靴を履いていると、足裏のアーチがくずれたり、**外反母趾《ぼし》**（足の親指の先が人さし指側に曲がる症状）になったりして、ひざへの負担が増えて軟骨がすり減りやすくなるのです。

また、若い人でも運動不足で足腰の筋力が衰えたり、食べすぎで体重が増えたりすれば、変形性膝関節症を発症しやすくなります。

変形性膝関節症を放置すると、加齢とともにどんどん悪化していきます。重症化しないように、早めに対処しましょう。（林　泰史）

Q8 変形性膝関節症の進行を予防する方法はありますか？

変形性膝《ひざ》関節症は、軽症→中等症→重症の順に変化します。重症になって日常生活に支障が出ると要手術ともなりかねないため、早めの重症化予防が重要になります。

変形性膝関節症の進行を抑えるポイントは二つあります。

一つめは、積極的に体を動かすこと。運動不足による足腰の筋力低下は、変形性膝関節症の最たる原因です。特に、地方で暮らしている人は、近くのスーパーへ買い物に行くにしても自家用車で出かけることが多く、運動不足が常態化しています。できるだけ、自分の足で歩く機会を作るようにしましょう。

二つめは、肥満を防ぐこと。増えすぎた体重は確実にひざ関節へダメージを与えます。特定健診（いわゆるメタボ健診）で肥満と判定されるなど太った人は、ダイエットを実行してひざにかかる負担を減らし、軟骨の摩《ま》耗《もう》を防ぎましょう。

日常生活では、階段を下りるときにひざへの負担が増大します。**階段では、手すりを使ってください。無理せずにエレベーターを利用することも有効です。**（林 泰史）

Q9 体重が1キロ増えると、ひざ関節への負担はどれくらい増えますか？

体重を支えながら足の複雑な動きをコントロールしているひざ関節には、私たちが想像する以上に大きな負担がかかっています。

具体的にいえば、歩行時は体重の約3倍の負担がひざ関節にかかります。階段の上り下りでは同約7倍、前かがみ姿勢や重い荷物の持ち運びが加われば同約10倍です。

ひざ関節にかかる負担

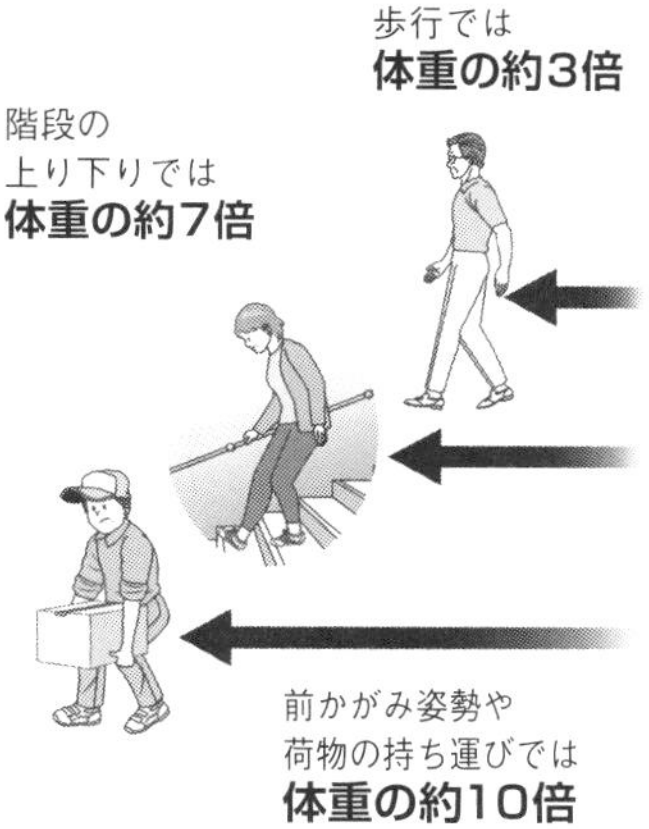

体重が1キロ増えると、ひざ関節への負担は歩行時に3キロ増え、階段の上り下りで7キロ、前かがみ姿勢や重い荷物の持ち運びが加わると約10キロそれぞれ増える計算になります。

肥満で変形性膝《ひざ》関節症の人は、ダイエットに励んで体重を減らすことが重要です。1～2キロ減るだけでも、症状の改善が期待できるでしょう。（林　泰史）

Q10 変形性膝関節症が女性に多いのはなぜですか？

変形性膝《ひざ》関節症は、男性よりも女性に多く見られます。その一番の理由は、男性に比べて**女性は、脂肪量が多く筋肉量が少ないからです。**

男女の体格は、12歳ごろまでほとんど差がありません。しかし、それ以降は、身長・体重・体格（筋肉量）ともに男性のほうが大きくなります。一方、思春期を迎えた女性は、乳房やお尻《しり》が大きくなるなど脂肪量が男性よりも増えます（男性の脂肪量は体重の約3％、女性の脂肪量は体重の約9～12％）。

つまり、女性は男性よりも筋肉量が少ない分、ひざ関節を支える筋肉の力が弱いため、変形性膝関節症になりやすいのです。また、脂肪量が多い分、ひざ関節にかかる負担が大きいことになります。

この傾向は、**メタボリックシンドローム**（代謝異常症候群）で肥満に陥ったり、軟**骨の健康にかかわる女性ホルモンの分泌《ぶんぴつ》量が減ったりする中高年以降に顕著です。**

若い女性もハイヒールを日常的に履いていると、変形性膝関節症が起こりやすいので注意しなければなりません。

（林　泰史）

Q11 仕事やスポーツ歴は、変形性膝関節症に影響しますか？

仕事やスポーツの中には、変形性膝《ひざ》関節症の発症にかかわるものがあります。

まず、ひざ関節に負担のかかる仕事は、重い荷物を運んだり、積み下ろしたりする運送業、建設業、農業などです。また、長時間立ちっぱなしになる調理師、理髪師などの接客業もひざ関節の負担が大きい仕事といえるでしょう。

ひざに悪い職業・スポーツ

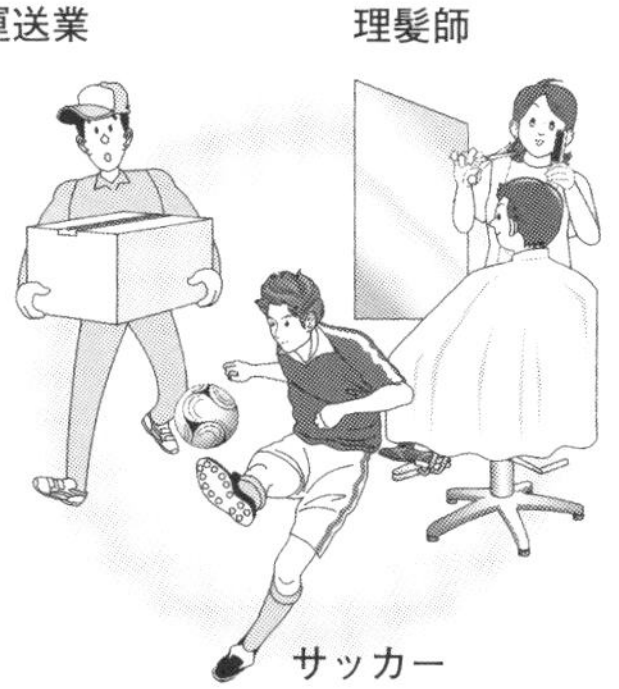

次に、ひざに悪いスポーツは、急に走り出したり、立ち止まったりする競技です。サッカーなどの球技は、走ったり、立ち止まったりをくり返すので、ひざにかかる負担が大きいといえます。

ただし、ランニング愛好家と一般人を比べた研究では、変形性膝関節症の発生頻度に差はありませんでした。単純にひざを酷使したからといって変形性膝関節症が起こるわけではないようです。（佐粧孝久）

Q12 ストレスや睡眠不足は、変形性膝関節症に影響しますか？

ストレスや睡眠不足によって、痛みに対する閾値《いきち》（境界となる値）が低下することがあります。つまり、変形性膝《ひざ》関節症は関節の炎症でひざ痛が起こりますが、ストレスなどでふだんは感じない程度の刺激に対して「痛い」と感じることがあるのです。

同様の状態は、**心気症**やウツで生じることもあります。心気症とは、体のちょっとした不調を実際よりも大きくとらえ、病気にかかったと思い込む精神障害です。実際は軽微な症状に対して、「自分は重病だ」との疑念が強くなり、不安が大きくなっていきます。心気症の場合、ひざ関節に異常はないにもかかわらず、あたかも変形性膝関節症であるかのような症状を訴えることがあるのです。

ストレスや睡眠不足は、心気症・ウツに似たような状況を引き起こし、痛みを増幅することがあります。場合によっては、精神科で適切な治療を受けることが解決となります。ですから、大きなストレスを抱えていたり睡眠不足に陥っていたりする人は、それらをうまく軽減すれば、ひざ痛が軽くなることも期待できます。

（佐粧孝久）

Q13 喫煙や飲酒は、変形性膝関節症に影響しますか？

喫煙と飲酒は、どちらもひざ関節の軟骨に悪影響を及ぼします。

ですから、喫煙や飲酒の習慣がある人は、そうでない人に比べて変形性膝《ひざ》関節症を発症するリスクが大きいといえるかもしれません。

まず、**タバコの煙は、軟骨の主な材料であるコラーゲンの生成に不可欠なビタミンCを激減させます**。そのため、喫煙習慣のある人は慢性的なビタミンC不足に陥っており、ひざ関節の関節軟骨や半月板が衰えやすいのです。

次に、**アルコールは軟骨を糖化**させます。糖化とは、体内で糖質とたんぱく質が結びつき、コゲつくように細胞を劣化させる現象です。

私たちがお酒を飲むと、体内でアルデヒドという中間生成物ができます。実は、このアルデヒドがたんぱく質と結びついたときにも糖化が起こるのです。

軟骨が糖化すると、弾力性が失われて硬くなります。その結果、軟骨が摩《ま》耗《もう》しやすくなって変形性膝関節症を招きやすくなるのです。飲酒の習慣がある人は、ほどほどに抑えたほうがいいでしょう。

（佐粧孝久）

Q 14 若いころ、ひざに負った外傷は変形性膝関節症に影響しますか？

スポーツや交通事故などで、ひざに外傷を負った経験のある人は、将来的に変形性膝《ひざ》関節症を招く可能性が高いでしょう。

ひざに外傷を負うと、治療や安静によって痛みを取ろうとします。しかし、たとえ痛みが解消しても、多かれ少なかれひざの関節軟骨にまで損傷が及んでいる可能性はあります。軟骨自体は神経がなく痛みを感じない組織なので、痛みが取れたからといって関節軟骨の損傷が必ずしも治っているわけではないのです。

ところが多くの患者さんは、痛みが取れると、当然ながらもとの活動を行います。そこには、損傷したままの軟骨に負担をかけてひざを使いつづけるという状況があり得るのです。

さらに、ひざの外傷によって靱帯《じんたい》や半月板を損傷している場合には、関節軟骨に大きな負担がかかる（集中する）ということが起こります。このような状態でひざを使いつづけると、知らないうちに関節軟骨の損傷が徐々に広がっていくことにもなりかねません。

こうしたことが、変形性膝関節症を招く要因になるのです。

（佐粧孝久）

Q15 変形性膝関節症は親から子へと遺伝しますか？

これまで変形性膝《ひざ》関節症は、ひざ関節に負担をかける生活習慣が主な原因と考えられてきました。そればかりでなく、**遺伝的背景が影響することがわかっています。**

実は、過去に行われた疫学調査から、変形性膝関節症は環境因子（生活習慣など）と遺伝因子の相互作用で発症することが、ある程度はわかっていました。**その遺伝因子の正体として浮上したのが、変形性膝関節症を発症しやすくなる遺伝子「DVWA」**です。厳密には、DVWA内にある特定のSNP（一塩基多型）が変形性膝関節症の発症にかかわっています。

もっとも、DVWA内に特定のSNPがあるからといって、必ずしも変形性膝関節症を発症するわけではありません。日本人の場合、DVWA内に特定のSNPがある人は、変形性膝関節症の発症リスクが1・6倍大きくなると報告されています。

DVWAについては、まだ不明な点も多く、これだけで変形性膝関節が親から子へ遺伝すると考えるのは早計でしょう。やはり、ひざ関節に負担をかけない生活習慣を心がけることのほうが重要です。

（佐粧孝久）

Q16 変形性膝関節症が自然に治ることはありますか？

ひざ関節の変形がほとんどないごく初期のころなら、滑膜《かつまく》の炎症が鎮まって自然に治ることもあるでしょう。

しかし、軟骨の摩耗《まもう》によって再び炎症が起こると痛みが現れます。変形性膝《ひざ》関節症によるひざ痛は、くり返し起こる慢性痛なのです。また、変形したひざ関節が自然にもとの状態に戻ることはありません。

私がすすめているのは、正しいリハビリと運動療法です。

特に、**毎日のセルフケアとして運動療法を行えば、しだいに慢性痛が治まります。そして、以前と同じような生活を取り戻すことができるでしょう。**

変形性膝関節症をほうっておいてはいけませんが、すべてを医師任せにするのもよくありません。中には、鎮痛薬を処方するだけ、ヒアルロン酸関節注射をくり返し打つだけといった医師もいます。「**自分の病気は自分で治す**」という意識を持ち、セルフケアに取り組んでください。

（黒澤 尚）

Q17 ひざが痛むときは家でじっとしているべきですか？

ひざ痛を訴えて整形外科を受診すると、しばしば医師から「しばらく安静にしてください」といわれます。というのも、ひざ痛は炎症が原因で起こるからです。立ち上がりなどの一時的なひざ痛なら、湿布を貼《は》って数日安静にしていれば軽快します。

変形性膝《ひざ》関節症の場合も、初期で痛みの強いときは、一時的な安静がすすめられます。しかし、いつまでたっても安静にばかりしていると、ひざ関節を支える筋肉や靭帯《じんたい》が衰え、ひざ痛が慢性化してしまいます。

多くの人は、痛いから動かない→足腰が衰える→軟骨のすり減りが進む→痛みが慢性化する、という悪循環に陥りがちです。それをさけるためにも、ひざ痛がある程度落ち着いたら、穏やかな運動でひざを積極的に動かすようにしましょう。

（黒澤　尚）

安静にするのは初期だけ

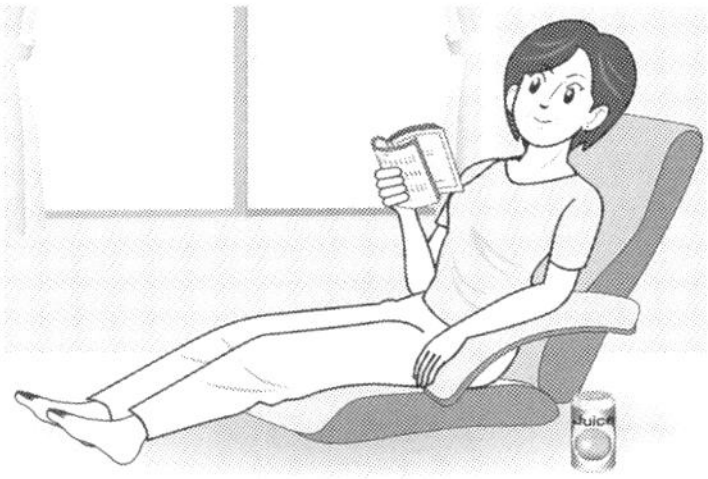

初期は炎症がひどいので安静が大切。しかし、痛みが落ち着いたら、穏やかな運動でひざを動かしたほうがいい。

Q18 発症原因の「ひざ軟骨のすり減り」はなぜ進むのですか？

変形性膝《ひざ》関節症は、ひざ関節の関節軟骨や半月板が摩耗《まもう》することで起こる病気です。軟骨のすり減りが進む理由はいくつかあります。

一つめは、軟骨の老化です。軟骨は、硬い骨と違って、軟らかくて弾力性に富んでいます（専門的には硝子《しょうし》軟骨という）。ところが、軟骨は加齢によって線維化し、弾力性が低下します（専門的には線維軟骨という）。そのように軟骨の線維化が進むと、若いころに比べて非常に摩耗しやすくなるのです。

二つめは、ひざ関節をサポートする筋肉や靭帯《じんたい》の衰えです。ひざ関節は、軟骨のクッション機能だけでなく、筋肉や靭帯が柱や梁《はり》のようにつながることで構造を保持し、太ももから上の体重を支えています。しかし、運動不足などでひざを支える筋肉や靭帯が衰えると、ひざ関節に偏った負荷がかかり、軟骨がすり減ってしまうのです。

三つめは、肥満による体重増加。適正水準よりも体重が増えたら、ひざ関節の軟骨がダメージを受けるのも無理はないでしょう。

（黒澤 尚）

Q19 ひざ軟骨で最初にすり減りやすいのは、ひざのどのあたりですか？

変形性膝《ひざ》関節症の患者さんに目立つのは、ガニ股《また》の「内反変形」（O《オー》脚）です。これは、ひざ関節で接合している大腿骨《だいたいこつ》（太ももの骨）と脛骨《けいこつ》（すねの骨）の末端が内側に寄っている状態。こうなると、両ひざの内側の軟骨に過剰な負荷がかかります。

ですから、**関節軟骨や半月板は両ひざの内側がすり減りやすく、両ひざの内側に痛みが出やすい**といえるでしょう。

とはいえ、変形性膝関節症の患者さんの中には、内股の「外反変形」（X《エックス》脚）の人もいます（患者さん全体の５％未満）。外反変形は大腿骨と脛骨の末端が外側に寄っている状態で、両ひざの外側に過剰な負担がかかり、軟骨も両ひざの外側が摩耗《まもう》しやすくなります。

（黒澤 尚）

内反変形の人が多い

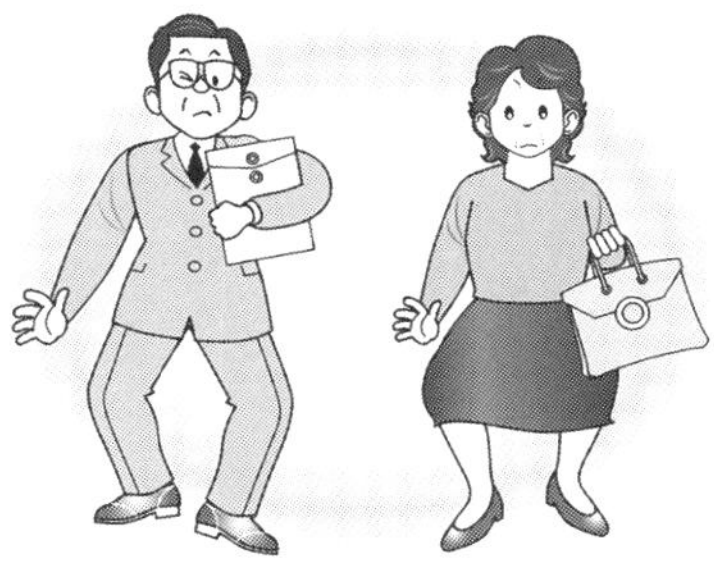

変形性膝関節症の患者さんの多くは内反変形（O脚）で、両ひざの内側の軟骨がすり減りやすい。

Q 20 ひざ軟骨のすり減りを早めてしまう日常生活の盲点はありますか？

変形性膝《ひざ》関節症の発症・進行には、日ごろの生活習慣が大きくかかわっています。ひざの軟骨のすり減りを早めてしまう日常生活の盲点をいくつか紹介しましょう。

●毎日引きこもり生活で、あまり歩かない

主婦や高齢者に多いのが、一日じゅう家に引きこもり、テレビを見てばかりいる生活です。中には、買い物にも自家用車を使い、ほとんど歩かない人もいます。

あまり歩かない生活を送っていると、ひざ関節を支える筋肉や靱帯《じんたい》が衰え、軟骨も新陳代謝（古いものが新しいものに替わること）が低下して摩耗《まもう》しやすくなります。歩くことを心がけ、運動不足にならないようにしましょう。

●過食で、グルメが趣味である

過食は肥満の原因になり、その結果、ひざにかかる負担が増大し、軟骨のすり減りを早めます。また、グルメで食べ歩きが趣味の人は、カロリー過多になりがちです。おなかいっぱいになるまで食べるのではなく、腹八分を心がけましょう。間食もなる

変形性膝関節症を招く生活習慣

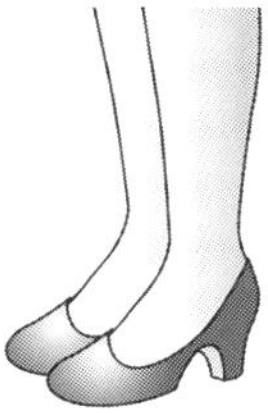

かかとの高い靴を履く

かかとの高い靴を履くと、足裏のアーチがくずれ、ひざの負担が増える

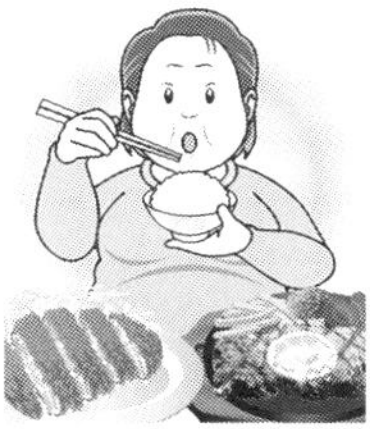

食べすぎ

過食は肥満を招き、ひざの軟骨をすり減らす。カロリー過多に要注意

あまり出歩かない

1日じゅう家に引きこもっていると、ひざ関節を支える筋肉・靭帯が衰える

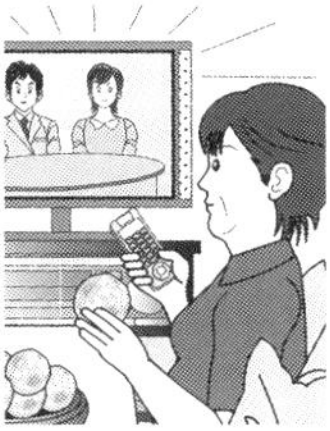

重い荷物を運ぶ

重い荷物を運ぶときには、体重の10倍以上の負担がひざにかかる

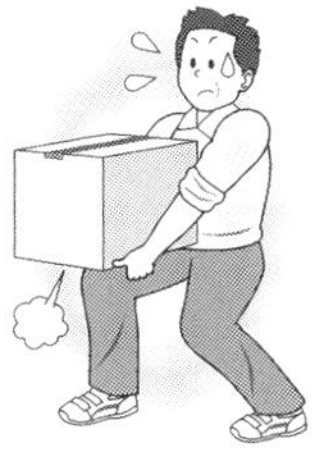

べく控えてください。

●仕事で重い荷物を運ぶ

重い荷物を運ぶことは、肥満と同様、ひざに強い負担をかけます。重い荷物を運ぶときは、台車を利用するなどして、ひざへの負担を減らしましょう。

●かかとの高い靴を履いている

かかとの高い靴を履いていると、足裏のアーチがくずれてひざの負担が増大し、軟骨が摩耗しやすくなります。

変形性膝関節症の人は、ウォーキング専用シューズを履くことが軟骨のすり減りの防止に役立ちます。

整形外科で足底板を処方してもらっている人は、靴選びについても主治医に相談しましょう。

（黒澤 尚）

Q 21 すり減ったひざ軟骨は、もとの状態に戻ることはあるのですか？

従来、一度すり減った軟骨はもとに戻らないと考えられてきました。しかし、軟骨に負担のかからない運動を行うことで軟骨の再生が期待できます。

そもそも、軟骨には血管が通っていません。そのため、軟骨は、関節にかかる圧の変化によって関節液を吸収し、必要な酸素と栄養を補給しています。また、吸い込んだ関節液を排出するときに老廃物などを排出しています。

このように、関節液をくり返し吸収・排出することで新陳代謝が活発になり、軟骨が強化され、ひざ関節の若々しさも保たれます。

問題は、変形性膝《ひざ》関節症による痛みで運動量が少なくなると、関節液がスムーズに循環しなくなり、軟骨が酸素不足・栄養不足に陥ってしまうことです。そうなったら軟骨の再生はおろか、すり減りにも歯止めがかかりません。

かといって、変形性膝関節症の人が、ひざ痛を我慢してスクワット（ひざの屈伸運動）などの筋トレをすることは厳禁です。ひざの負担になる運動を無理にやると、軟

ひざ振り子のやり方

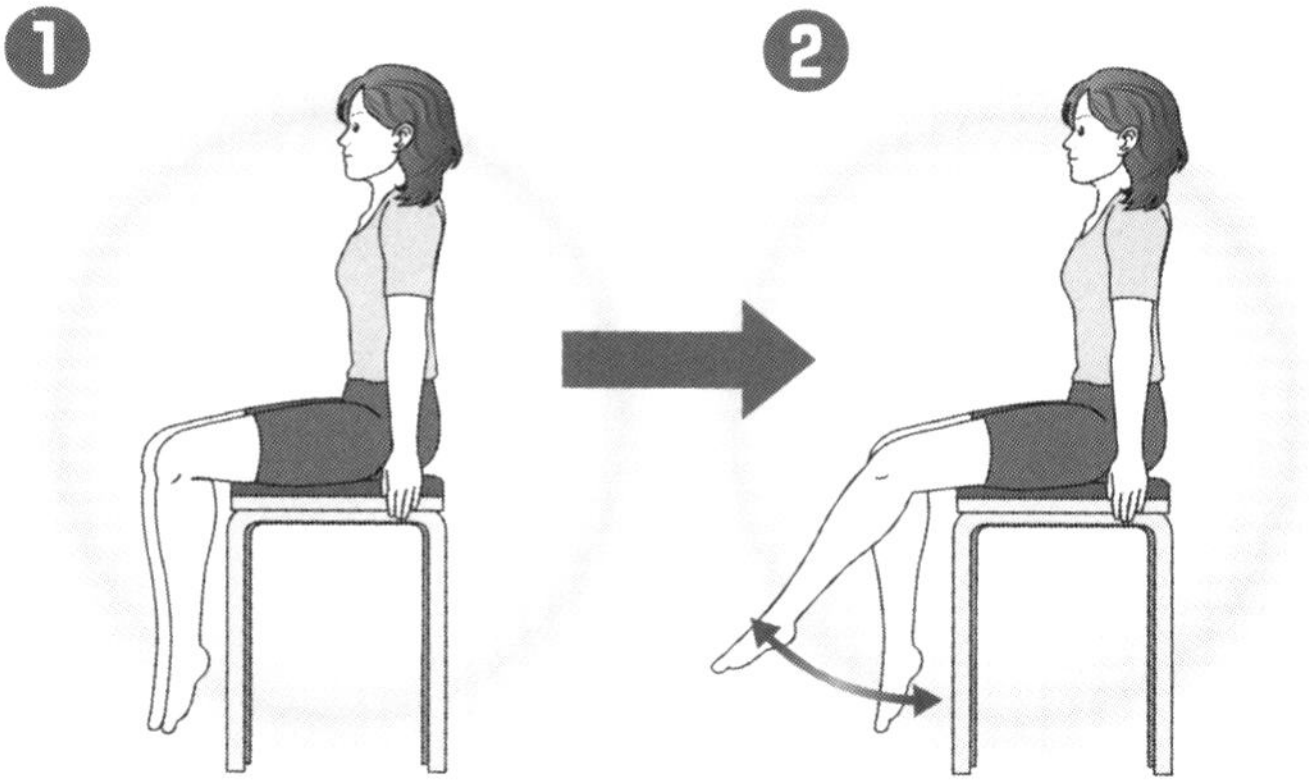

❶ 足裏が床につかない高さのイスに座る。この姿勢から片方のひざを30〜40度の角度で持ち上げる。ひざに力は入れない。

❷ 持ち上げた足の力を一気に抜き、足を振り子のようにブラブラとゆする。50〜100回を1セットとし、1日3セット行う。

骨の衰えをますます進めることになりかねません。

そこで、私は、**軟骨のすり減りを抑えながら再生を促す運動療法**を考案しました。それは「**ひざ振り子**」です。

ひざ振り子のやり方は簡単。足裏が床につかない高さのイスに座り、足先を軽く振り上げて、振り子のようにブラブラとゆするだけです（詳細は上の図参照）。

これなら、ひざ痛が強く現れている患者さんや高齢者、運動の苦手な人などもらくに行えるでしょう。

ひざ振り子は、1セット50〜100回程度を目安に、毎日3セットを行ってください。そうすれば、3カ月後には症状改善の効果を実感できるでしょう。

ポイントは、規則的に毎日行うことです。週に2～3度、長時間行うよりも毎日こまめに行ったほうが効果は大きくなります。

私の病院には、「ひざが痛くて歩けない」「ひざに水がたまった」と訴える変形性膝関節症の患者さんがたくさん訪れます。そんな患者さんにひざ振り子を指導して毎日行ってもらうと、2～3週間後にはひざ痛が和らいで歩けるようになったり、水がたまらなくなって腫《は》れが引いたりする人が少なくありません。

私は、当院でひざ振り子を指導した変形性膝関節症の患者さん94人の経過を確認しました。すると、**毎日規則的にやった患者さんの77・7%は痛みが軽快しています。**また、22・3%の人は痛みの軽減・現状維持で、症状が悪化した人は皆無でした。

特筆すべきは、**ひざ振り子をやったことで、ひざ関節の軟骨が再生していた人が多いことです。**中には、ひざ関節にできた骨棘《こつきょく》（骨のトゲ）が小さくなり、関節の変形そのものが改善した人もいます。

ちなみに、ひざ振り子をやって現状維持と判断された患者さんは、強いO《オー》脚や肥満度が高いなど、悪い条件がそろっている人たちです。ただし、強いO脚でも、根気強くひざ振り子を続けたことで、ひざ痛が改善した人はいます。

軟骨のすり減りが気になる人は、ひざ振り子を試してみてください。（山野慶樹）

Q22 変形性膝関節症のほかにも、ひざ痛の原因になる病気はありますか？

ひざ痛の原因として最も多いのは変形性膝《ひざ》関節症ですが、ほかの病気で起こることもあります。具体的には、「関節リウマチ」「痛風・偽《ぎ》痛風」「化膿《かのう》性関節炎」「大腿《だいたい》骨顆《か》部骨壊死《えし》」「半月板損傷」「膝靭帯《じんたい》損傷」です。

それぞれの特徴や症状、対処法などについて説明しましょう。

●関節リウマチ

これは、免疫力（病気から体を守る力）が、自分の体の一部を誤って外敵と見なして攻撃してしまう自己免疫疾患《しっかん》の一種です。リウマチになると、ひざのみならず、手や指・首・ひじ・股《こ》関節など全身の関節に炎症が起こり、関節がしだいに破壊されます。ほかにも、関節のこわばり・腫《は》れ、発熱、倦怠《けんたい》感といった症状が起こります。

関節リウマチは、発症してから2年間が最も軟骨や骨の破壊が進みます。そこで、早期に発見して治療を始めることが肝心です。治療法は薬物療法が中心で、かなり進行している場合には手術が必要になります。

痛風と偽痛風の違い

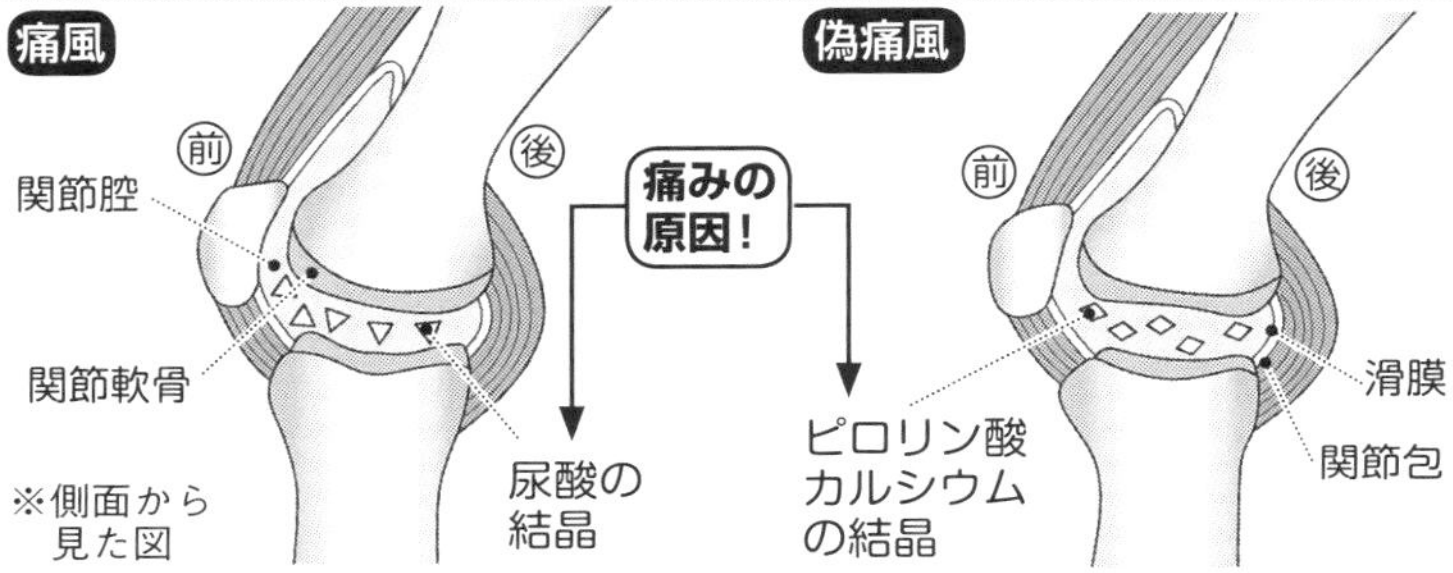

痛風は、高尿酸血症の状態が続くと尿酸が結晶化し、これが関節のすき間（関節腔）に沈着することで起こる。結晶がはがれ落ちると、そこに白血球が集まって結晶を取り除こうとするため、炎症が起こって激しく痛む。

偽痛風は、関節のすき間にピロリン酸カルシウムの結晶が沈着することによって起こる。痛風と同様に、ピロリン酸カルシウムの結晶がはがれ落ちると激しく痛む。偽痛風の発症の原因については、まだ解明されていない。

●痛風・偽痛風

痛風は、食べすぎや運動不足によって血液中の尿酸（プリン体が分解されて生じる物質）が過剰になり、ひざなどの足の関節に結晶化して痛みを引き起こす病気です。

ふつう、関節に尿酸が結晶となって沈着しても症状は現れません。しかし、結晶がはがれ落ちると、関節炎発作（痛風関節炎）が起こって激しく痛みます。

痛風の治療では、尿酸値を下げる薬を服用するほか、生活習慣の見直しが必要です。

一方、偽痛風は、ピロリン酸カルシウムの結晶がひざなどの足の関節に沈着し、はがれ落ちることで炎症が起こる病気です。

生活習慣の乱れで発症する痛風とは違い、偽痛風がなぜ起こるのかはよくわかっておらず、外傷や手術などに伴う身体的ストレスが原因ではないかと考えられています。また、偽痛風は、変形性膝関節症と合併して起こることが珍しくありません。

偽痛風の治療法は、痛みを抑える薬物療法が中心です。変形性膝関節症を合併している場合は、その治療も行うことになります。

●化膿性関節炎

細菌（主に黄色ブドウ球菌）が関節内に入り込み、軟骨や骨を破壊する病気です。ケガの傷口から感染することが多く、場合によっては関節注射を行うさいの消毒が不十分で感染することもあります。

化膿性関節炎の治療では、手術で関節内を洗浄し、抗生物質を投与します。しかし、破壊された関節はもとに戻らず、痛みが残ったり、関節が不安定になったりします。

●大腿骨顆部骨壊死

大腿骨のひざ側の末端（大腿骨顆部）が、血流不全で壊死（死滅すること）する病気です。悪化すると大腿骨顆部がつぶれて、ひざに強い痛みが生じます。原因は不明で、60歳以上の中高年の女性に多発する傾向があります。

壊死の範囲が狭ければ保存療法（手術以外の治療法）で軽快することもありますが、進行すると人工膝関節置《ち》換《かん》術などの手術が必要になります。

ひざの半月板・靱帯の病気

半月板損傷

※正面から見た図

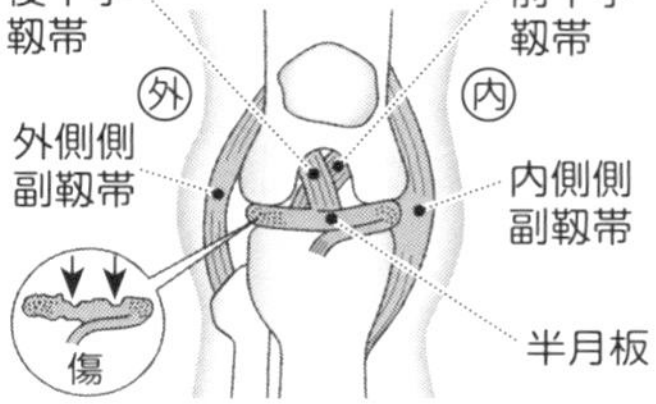

半月板に亀裂が入ったり、切れたりしてひざ痛が現れる病気。スポーツによる半月板損傷は、比較的若い世代に多発する。中高年の場合、加齢によって半月板がすでに傷んでいることが多い。

膝靱帯損傷

※側面から見た図

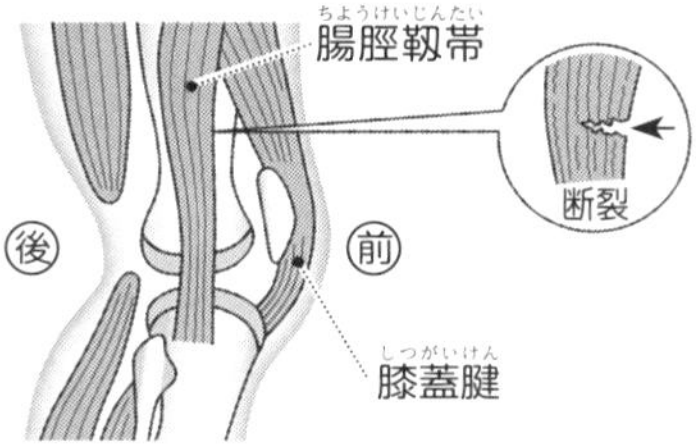

ひざ関節を支える内側・外側の側副靱帯、前・後の十字靱帯のいずれかが損傷する病気。特に、十字靱帯で起こりやすい。ジャンプや急なストップ、方向転換で裂けたり、断裂したりする。

●半月板損傷

半月板に亀裂が入ったり、切れたりして、ひざ痛が現れたり、ひざの曲げ伸ばしが困難になったりする病気です。

治療では、まず、抗炎症薬の服用やリハビリで痛みの改善を試みます。それで改善しない場合には、手術で損傷した半月板を縫合したり、切除したりすることが必要です。

●膝靱帯損傷

ひざ関節の内外を支える側副靱帯や、前後を支える十字靱帯が損傷し、可動域（動かせる範囲）の制限や痛み、血腫《けっしゅ》が生じる病気です。

主な治療法は、装具の着用やリハビリです。前十字靱帯の損傷は保存療法で治る可能性が低く、手術（修復術・再建術）を選択するケースが多くなります。

（吉松俊一）

第2章

症状についての疑問14

Q 23 変形性膝関節症の症状は、病気の進行に伴ってどのように変化しますか？

変形性膝《ひざ》関節症は、関節軟骨や半月板のすり減りに伴って悪化する病気です。ひざ関節の軟骨は、急になくなるわけでなく、日々の生活の中で少しずつ摩耗《まもう》していきます。ですから変形性膝関節症は、長い年月をかけて、軟骨のすり減り具合で「軽症→中等症→重症」と悪化する人もいます。そして、軽症・中等症・重症それぞれの段階で現れる症状は変化します。

まず、軽症のごく初期では自覚症状がほとんどありません。ところが、レントゲン検査で軟骨のすり減りを確認できる軽症の段階になると、徐々にひざ痛が現れます。具体的には、立つ・歩くなどの動作の開始時に、ひざにこわばりや鈍い痛みが生じ、立ち上がったり、歩きはじめたりすると痛みが消失するケースが多いようです。

しかし、軽症とはいえ、すり減った軟骨の摩耗粉に対する炎症反応が起こり、多くの場合、ひざ関節に滑膜炎《かつまくえん》が発生します。したがって、軽症の時期にも強い痛みや腫《は》れが現れるケースもあります。

中等症では、軟骨のすり減りが進み、ひざ関節の縁に骨棘《こつきょく》（骨のトゲ）が形成され、動作するときには常に痛みが現れます。そのため、長時間歩けなくなったり、階段の上り下り（特に下りる動作）のさいにひざが強く痛んだりします。また、炎症でひざが腫れたり、ひざ関節に水（関節液）がたまったりすることもあります。

ひざ関節の変形も進み、可動域（動かせる範囲）が制限されてひざの曲げ伸ばしがしにくくなるのも中等症の症状の特徴です。変形性膝関節症の痛みは両ひざの内側に現れることが多く、そのような人にはO《オー》脚が見られます。

重症になれば、関節軟骨や半月板の大半がすり減り、骨と骨どうしがぶつかるようになります。動いているときだけでなく、安静にしていてもひざが痛むようになります。とはいえ、強い痛みを訴える人がいる一方で、滑膜炎が治まって腫れや痛みが軽くなる人がいるなど、症状は患者さんによって大きく違います。

この段階になると、ひざ関節は見るからに変形し、曲げ伸ばしがいっそう困難になって歩くことすらままなりません。著しく生活に支障がある場合には、人工膝関節置《ち》換《かん》術などの手術を検討しなければなりません。

太っていたり運動不足の生活を続けていたりすると、変形性膝関節症は悪化します。そうならないためにも、早い段階で整形外科を受診することが肝心です。（林　泰史）

変形性膝関節症の重症度別の症状

軽　症

●軽症のごく初期

ひざ関節の軟骨はさほどすり減っていないので、痛みなどの自覚症状はほとんどない。レントゲン検査を受けても、変形は認められない状態。

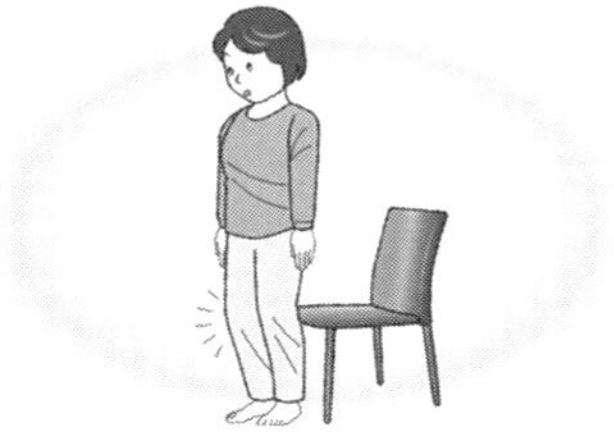

●軽症

軟骨がすり減り、滑膜炎が起こって腫れや痛みが現れる。激痛が起こることもある。レントゲン検査でもわずかな関節の狭さ、小さな骨棘が認められる程度。

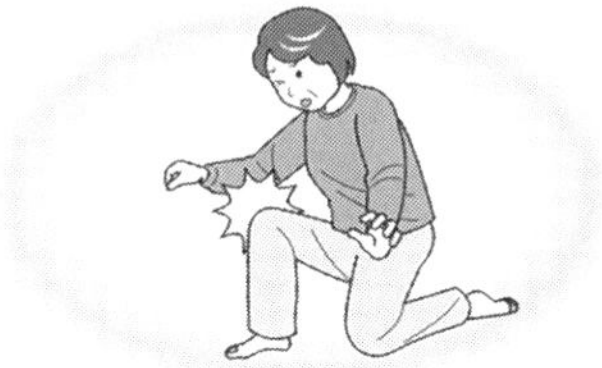

中等症

ひざ関節の変形が進み、日常生活動作では常にひざが痛む。特に、階段の上り下りのときの痛みが強い。ひざが腫れたり、水（関節液）がたまったり、曲げ伸ばしがやりにくくなったりする。

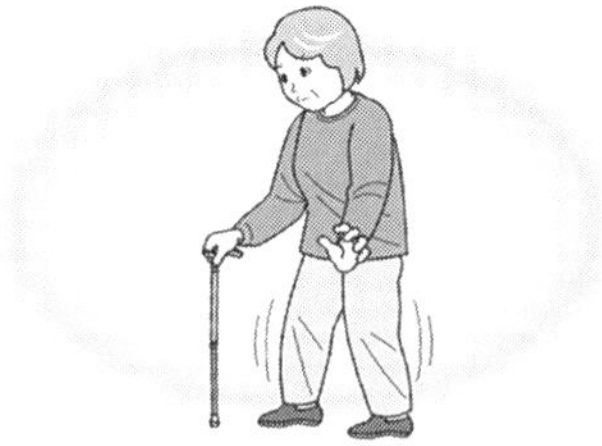

重　症

軟骨のすり減りが著しく、軟骨の下の骨が関節に露出して上下の骨どうしが接触する状態で、安静時にもひざは痛む。ひざ関節はひどく変形し、歩行困難になることが多い。

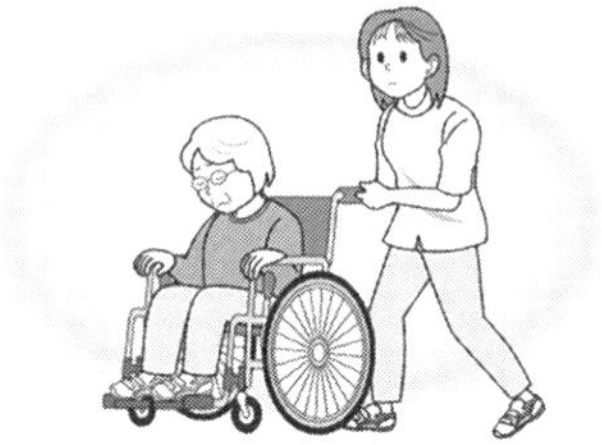

Q24 ひざ痛はたまに起こるのですが、すぐに消えます。変形性膝関節症ですか？

変形性膝《ひざ》関節症の軽症のごく初期には、立ち上がる、歩くといった動作の開始時に一時的にひざ痛が現れます。中高年以降の人や女性でそうした一時的なひざ痛に心当たりがあるなら、**変形性膝関節症の疑いが濃厚でしょう。**

とはいえ、ひざ関節の軟骨がすり減っていなくても、重い物を持ったり、長時間歩いたりして**ひざを酷使すれば、誰にでも一時的なひざ痛は起こるものです。**その場合は、湿布薬を貼《は》って安静を心がければ、すぐに痛みは治まります。

また、スポーツが原因でひざ痛が起こるケースも少なくありません。これは、**使いすぎ症候群**とも呼ばれるひざの障害で、ひざの靱帯《じんたい》・腱《けん》の炎症によって起こり、ひざに一時的な痛みが現れます。

スポーツによるひざの障害は、軟骨がすり減っているわけではないので、軽症ならトレーニングを控えたり、アイシング（冷やすこと）をしたり、ストレッチを行ったりして、ひざの状態を整えることで症状を和らげることができます。

（林　泰史）

Q25 変形性膝関節症を発症したかどうか見分けられる初期症状はありますか？

変形性膝《ひざ》関節症の軽症のごく初期のころは、軟骨がさほど摩耗《まもう》していないので痛みは感じません。最初に察知できる自覚症状は、**ひざのこわばりや違和感でしょう。**

本来、ひざ関節の軟骨の表面は、とてもツルツルしていて氷の5倍以上の滑らかさがあります。そのため、ひざを曲げ伸ばししても軟骨の表面に摩擦はほとんど生じないので、ひざをスムーズに動かすことができます。

ところが、変形性膝関節症を発症すると軟骨の表面の滑らかさが失われ、毛羽だったような状態になります。その結果、ひざの動きがぎこちなくなって、こわばりや違和感を自覚するようになるのです。

この状態がしばらく続くと、やがて立ったり、歩いたり、座ったりしたときに**一時的な痛みが現れます。**人によっては、ひざ関節の滑膜《かつまく》の炎症が起こり、強烈な痛みに襲われ、日常生活に支障をきたすこともあります。ひざのこわばりや違和感を察知したら、早めに整形外科を受診してください。

（黒澤 尚）

Q26 変形性膝関節症の中期と診断されたのに、痛みは軽くなりました。気のせいですか？

変形性膝《ひざ》関節症で起こるひざ痛は、「初期（軽症）→中期（中等症）→末期（重症）」と進行するにつれて悪化すると思われがちですが、実はそうではありません。

ひざ関節の滑膜《かつまく》の炎症は、たいてい初期から中期にかけてひどくなります。というのも、この病期に軟骨がどんどんとすり減り、この削られた摩耗《まもう》粉が関節包《ほう》内に増えて滑膜を刺激して激しい炎症を起こすからです。そのため、初期から中期にかけて痛みは最も強く現れます。

整形外科で初期から中期に進んでいると診断されたのにひざ痛が軽くなったとしても、変形したひざ関節がもとに戻ったわけではありません。また、中期以降は歩行や階段の上り下りが困難になり、ひざの曲げ伸ばしもやりにくくなるので、自立した生活に必要なＡＤＬ（日常生活動作）が低下します。

中期に入って痛みが少し軽くなったとしても、運動療法やリハビリを続けて、ＡＤＬを維持するよう心がけてください。

（黒澤 尚）

Q 27 変形性膝関節症は末期まで進むと、自力で歩けなくなってしまいますか？

変形性膝《ひざ》関節症のやっかいな点は、つらい痛みもさることながら、ひざ関節が変形してしまうことです。しかも、軟骨がすり減って変形したひざ関節が、もとの状態に戻ることはありません。

変形性膝関節症の末期（重症）になると、多くの場合、ひざ関節はO《オー》脚に大きく変形します。こうなると、ひざ関節の可動域（動かせる範囲）も制限されるため、スムーズにひざの曲げ伸ばしはできません。しかも、末期には安静時にも強い慢性痛があるので、自力で歩くことが困難になります。

ただし、変形性膝関節症の末期で歩けなくなっても、人工膝関節置換《ちかん》術という最後の砦《とりで》が残されています。すり減った軟骨がもとに戻ることはありませんが、人工膝関節にすれば痛みに悩まされずに、らくに歩けるようになるのです。

末期の人は、自力で歩けなくなったからといって悲観せず、前向きに人工膝関節置換術を検討してみてはいかがでしょうか。

（黒澤 尚）

Q28 変形性膝関節症の症状が急激に悪化することはありますか？

ひざ関節の滑膜《かつまく》の炎症がひどくなる初期（軽症）から中期（中等症）の病期を除いて、変形性膝《ひざ》関節症によるひざ痛が急に悪化することはありません。

そもそも、変形性膝関節症は、長い年月をかけて少しずつ進行する病気です。**なんの前ぶれもなく強いひざ痛が現れ、悪化したら、別の病気が原因でしょう。**

第一に考えられるのは、高尿酸血症の発作である痛風です。痛風は、足の親指のつけ根やかかと、足首に起こることが多いのですが、ひざに発症するケースも珍しくありません。健康診断で尿酸値が高いと指摘されている人は、痛風を疑ってください。

そのほか、ピロリン酸カルシウムの結晶がひざ関節にたまって発症する**偽《ぎ》痛風**、細菌感染で起こる**化膿《かのう》性関節炎**（ヒアルロン酸関節注射の多用で起こることもある）、大腿《だいたい》骨の末端部が壊死《えし》する**大腿骨顆《か》部骨壊死**にかかったときも、急にひざが痛みます。

いずれにせよ、急激にひざ痛が悪化したら整形外科を受診し、適切な診断と治療を受けることが重要になります。

（黒澤 尚）

Q29 気温や湿度の変化は変形性膝関節症に影響しますか?

変形性膝《ひざ》関節症の人は、気温や湿度、あるいは気圧の変化によって、ひざ痛が悪化することがあるので気をつけてください。

まず、気温が下がってひざが冷えると、ひざ周囲の筋肉に張りめぐらされている毛細血管が収縮し、血流が滞るようになります。すると、ひざの周囲の筋肉や靱帯《じんたい》が冷えて硬くこわばり、ひざ関節の動きが悪くなります。その結果、ひざを曲げ伸ばしするたびに余計な負担がかかり、ひざ痛が悪化しやすいのです。

寒さが厳しい冬は、ひざを保温するためにもズボンをはき、その下にタイツを重ねて履くといいでしょう。女性の場合、スカートの着用もさけたほうがいいでしょう。また、ひざを集中的に保温するために、サポーターの着用をおすすめします。

次に、湿度が上がったり、気圧が低くなったりすると、ひざ痛がひどくなることがあります。みなさんも、天気の悪い日や梅雨などに、古傷がうずいたりした経験はないでしょうか。これを「気象病」といいます。

医師の私は、以前から気象の変化は病気に関係していると考えていました。そこで、今から17年前に気象予報士の資格を取得。その知識を活かし、天気の悪くなるタイミングを予測し、患者さんの体調がくずれないように注意を促しています。

気象病で多いのは、頭痛、めまい、気管支ぜんそく、関節痛など。**変形性膝関節症も気象の影響を受けやすいといえるでしょう。**

気象病が起こるしくみについては、まだ十分に解明されていません。おそらく、気象の変化で自律神経が乱れ、体調がくずれるのではないかと考えられています。

ひざ痛の場合、気象の変化で自律神経が乱れ、交感神経（体を活発に働かせる神経）の優位な状態が続くと、痛みに敏感になります。また、血管が過剰に収縮して、ひざ関節の動きが悪くなると考えられます。

気象病の予防には、規則正しい生活を心がけ、自律神経のバランスを整えることが大切です。毎日同じ時間に寝起きし、規則正しく三度の食事をとり、適度に体を動かすようにしましょう。

（福永篤志）

悪天候で痛みも悪化

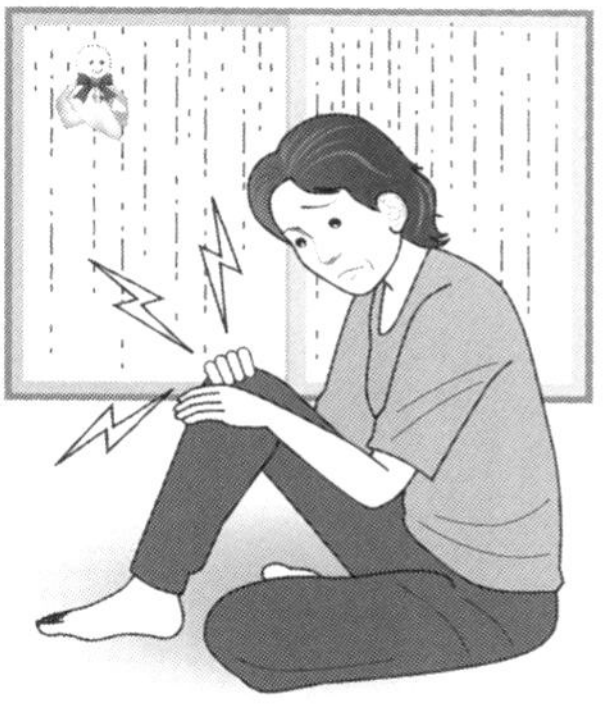

湿度が上がったり気圧が低くなったりすると神経が痛みに敏感になり、ひざ痛が悪化すると考えられる。

Q30 ひざに水がたまってしまうのはなぜですか？

ひざ関節には、ひざを滑らかに動かすために約3ミリリットルの水（関節液）があります。ひざに水がたまる理由は、カゼを引いたときのことを考えるとわかりやすいでしょう。カゼを引くと鼻水がたまり、頭の前のほうにある副鼻腔《くう》が痛くなります。これと同じように、**ひざ関節に炎症が起こると関節液が増えて関節の袋（関節包《ほう》）が膨張し、その膨張する力が痛みの原因になるのです。**これが、いわゆる「ひざに水がたまった」状態で、専門的には「関節水腫《すいしゅ》」といいます。

関節水腫のひざ

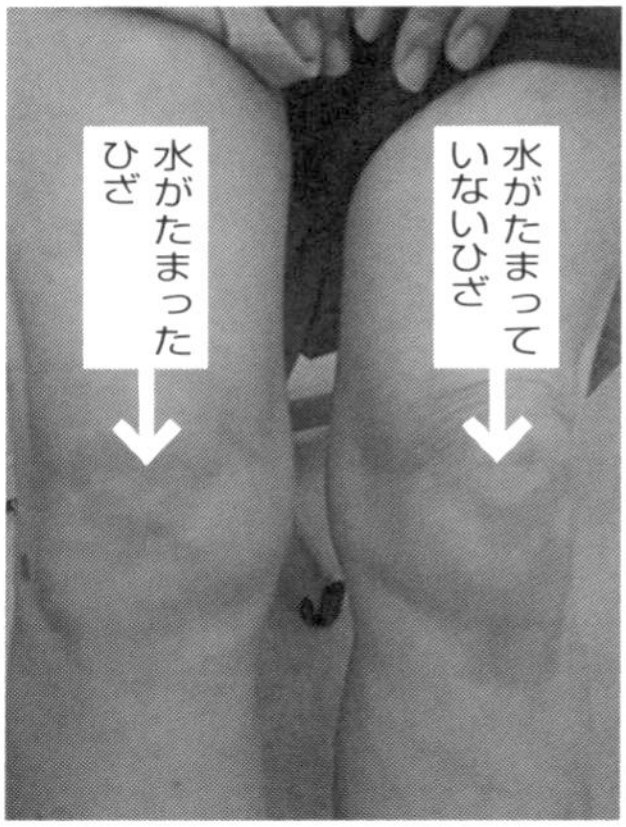

関節水腫になると、ひざが腫《は》れて、膝蓋骨《しつがい》（ひざのお皿の骨）の輪郭がわからなくなります。イスに座ってひざをまっすぐ伸ばしたとき、ひざのお皿の上に横向きのシワが出ない場合、関節水腫の可能性が高いといえます。腫れがひどい場合は、整形外科で水を抜いてもらい、炎症を和らげる治療を受けましょう。

（戸田佳孝）

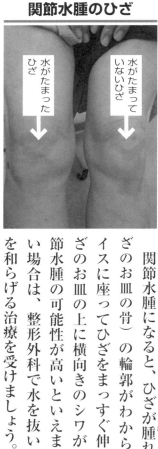

Q31 ひざの水は、変形性膝関節症以外の病気でもたまりますか？

ひざに水がたまる関節水腫《すいしゅ》を起こす病気は、変形性膝《ひざ》関節症だけではありません。例えば、関節リウマチや痛風、偽《ぎ》痛風などでも多くの場合、ひざに水がたまります。たまっているひざの水（関節液）を調べれば、原因の病気がわかることがあります。関節液は炎症が弱いとネバネバしていますが、炎症が強いとサラサラしています。関節リウマチの場合は、変形性膝関節症よりも炎症が強いので、関節液の粘度が低くサラサラしています。

また、痛風や偽痛風の場合には、たまった関節液の中に結晶（痛風なら尿酸結晶、偽痛風ならピロリン酸カルシウムの結晶）が含まれています。ですから、関節液を特殊な顕微鏡で検査して、尿酸結晶が見えれば痛風、ピロリン酸カルシウムの結晶が見えれば偽痛風、と診断できます。

なお、関節リウマチでは、ひざ関節の滑膜《かつまく》が肉の塊のように腫《は》れていて、水を抜こうとしても滑膜が注射針の先に引っかかり十分抜けないこともあります。（戸田佳孝）

Q32 急に激痛が走り、ひざが動かなくなります。これも変形性膝関節症ですか？

突発的な痛みでひざが動かなくなることには、さまざまな理由が考えられますが、最も多いのは「割れた半月板の引っかかり」です。そのしくみを説明しましょう。

本来、ひざ関節の関節軟骨の形と半月板の形は、カギとカギ穴の関係のように、ピッタリとはまり込んでいます。こうした構造によって、関節軟骨と半月板は体重を支え、座る・立つ・歩くといったひざの動作を可能にしているのです。

ところが、年を取って関節軟骨と半月板が摩耗《まもう》すると、しだいに形が合わなくなります。そこに肥満や筋力不足によるひざへの圧力が加わると、半月板にかかる負荷は大きくなります。その結果、半月板が加齢に伴って割れることがあるのです。

これを「半月板変性断裂」といいます。**半月板変性断裂は半月板損傷の一種で、多くはスポーツや外傷が原因ですが、加齢によって起こることも少なくありません。**

半月板変性断裂が起こると、割れた半月板が関節の中を動き回ります。ひざを動かすときに痛みや引っかかりを感じたり、ひざの水（関節液）がたまって腫《は》れたりしま

割れた半月板が主な原因

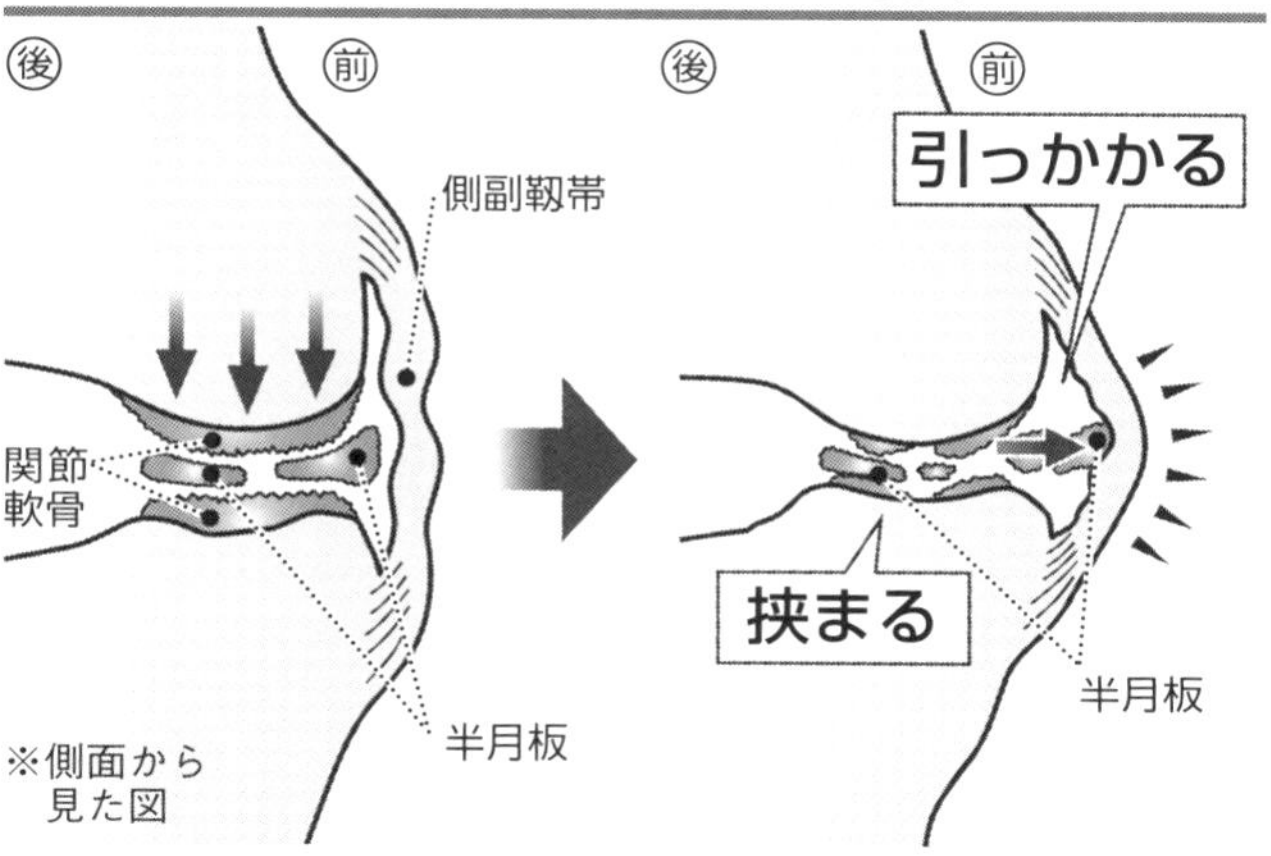

形が合わず半月板が割れる　　割れた半月板が引っかかる

※割れた半月板が骨と骨の間に挟まると、ひざが動かなくなる

す。突然ひざに激痛が走り、ひざが動かなくなることもあります。

ひざが動かなくなるのは、割れた半月板が大腿骨《だいたい》（太ももの骨）と脛骨《けい》（すねの骨）の間に挟まるからです。この状態を放置すると、大腿骨と脛骨の末端が直接こすれ合うようになり、変形性膝《ひざ》関節症が起こってきます。突然、ひざに激痛が走り、ひざが動かなくなるのは変形性膝関節症の初期かもしれません。

半月板変性断裂が疑われる場合、MRI（磁気共鳴断層撮影）検査を受ければ損傷の有無や程度がわかります。

治療法としては、鎮痛薬の服用やリハビリなどの保存療法（手術以外の治療法）が行われます。それで改善しない場合には、手術を検討することになります。（戸田佳孝）

Q33 安静時に突然、ひざ関節の内側が激しく痛みだしました。重い変形性膝関節症ですか？

ふつう、ひざ痛は、立ったり、歩いたりしたときに起こるものです。

しかし、家の中でくつろいでいるときなどの安静時に突然、ひざに激痛が起こることもあります。**その場合は、「大腿《だいたい》骨顆《か》部骨壊死《えし》」の可能性が高いでしょう。**

大腿骨顆部骨壊死は、太ももの骨の内側（大腿骨顆部）が壊死（死滅すること）してしまう病気で、特に60代以上の女性に多発しています。変形性膝《ひざ》関節症の人が発症することもありますが、別の病気として区別したほうがいいでしょう。

大腿骨顆部は、栄養や酸素を供給する血液の経路が限定されている部位です。そのため、血流障害が原因で壊死するのではないかと考えられています。また、大腿骨顆部には体重の負担がかかりやすいので、加齢で骨が弱っている骨粗鬆症《そしょう》の人は、すでに前段階として微少な骨折が生じていることも関係しているといえます。

治療は、薬物療法やリハビリなどの保存療法（手術以外の治療法）が中心です。しかし、進行すると人工膝関節置換《ちかん》術を受ける必要があります。

（吉松俊紀）

Q34 両ひざの痛みが安静時にも治まらず、発熱もあります。変形性膝関節症と違うのでは？

変形性膝《ひざ》関節症のひざ痛は安静時に起こることもありますが、発熱を伴うことはありません。ひざが痛くて熱が出た場合は、関節リウマチか「化膿《かのう》性関節炎」を疑ったほうがいいでしょう。特に、化膿性関節炎には注意しなければなりません。

化膿性関節炎は、関節内に細菌（連鎖球菌・ブドウ球菌など）が侵入して化膿してしまう病気です。肩やひじなどの関節に起こることもありますが、ひざ関節に多く見られます。**原因は、ケガによる外傷、あるいは関節注射による細菌感染です。**

化膿性関節炎が進行すると、軟骨のみならず骨まで破壊されます。そうなったら、ひざを全く動かせなくなってしまいます。

治療では、抗生物質を点滴したり、関節穿刺《せんし》でひざ関節にたまった膿《うみ》を取り除いたりします。それでも炎症が治まらなければ、手術でひざ関節内を洗浄し、化膿した滑膜《かつまく》を切除しなければなりません。早期発見・早期治療が重要なので、化膿性関節炎の兆候が現れたら、すぐに医療機関を受診してください。

（吉松俊紀）

Q35 両ひざが赤く腫れ激しく痛みます。尿酸値は低いので痛風ではなく、変形性膝関節症？

痛風は、高尿酸血症に伴って起こります。ビールの飲みすぎなど生活習慣の乱れで増えた尿酸（細胞の核などに含まれているプリン体が代謝されて生じる物質）が足指・かかと・足首・ひざなどの関節に結晶化してたまり、それがはがれ落ちると関節炎発作が起こり、激烈な痛みが現れるのです。

尿酸値の正常値は、男性が7・0ミリグラム以下、女性が5・8ミリグラム以下。それよりも尿酸値が低ければ、痛風でひざ痛が起こることはありません。

可能性として考えられるのは「偽《ぎ》痛風」でしょう。この偽痛風は、関節内にピロリン酸カルシウムが結晶化し、それがはがれ落ちることで、あたかも痛風のような関節炎発作が起こり、ひざが赤く腫《は》れる病気です。特に、高い年齢層に発症する人が非常に増えており、変形性膝《ひざ》関節症と合併するケースも少なくありません。

偽痛風は、外傷や手術などによる身体的なストレスが原因で起こるのではないかと考えられています。治療は、痛みを抑える薬物療法が中心です。

（吉松俊一）

Q36 高齢のせいか、手指や手首に加え両ひざも痛みだしました。変形性膝関節症ですか？

手指や手首の痛みのほかに、両ひざに痛みが現れたら「関節リウマチ」（以下、リウマチ）を疑ったほうがいいでしょう。

リウマチは自己免疫疾患《しっかん》の一種。私たちの体には、免疫（病気から体を守るしくみ）が備わっています。しかし、この免疫に異常が起こると、自分の体の一部を外敵と見なして攻撃することがあるのです。リウマチを発症すると、手指や手首・ひじ・ひざ・股《こ》関節など、全身の関節に炎症が起こり、しだいに組織が破壊されます。

主な症状は、**関節の痛み・腫《は》れ・こわばり**、さらに**発熱・倦怠感《けんたいかん》**（だるさ）です。リウマチの痛みは多くの場合、左右両方の関節に同時に起こります。ですから、**ひざ以外の関節にも痛みがあり、両ひざが一度に痛んだらリウマチ**と考えられます。

では、リウマチがどのように進行するのか説明しましょう。

免疫の異常で滑膜《かつまく》が攻撃されると、関節包《ほう》のつけ根の部分から炎症が起こります。そのさい、パンヌス（炎症性肉芽）という組織ができ、それが関節包のつけ根から

リウマチによる関節の変化

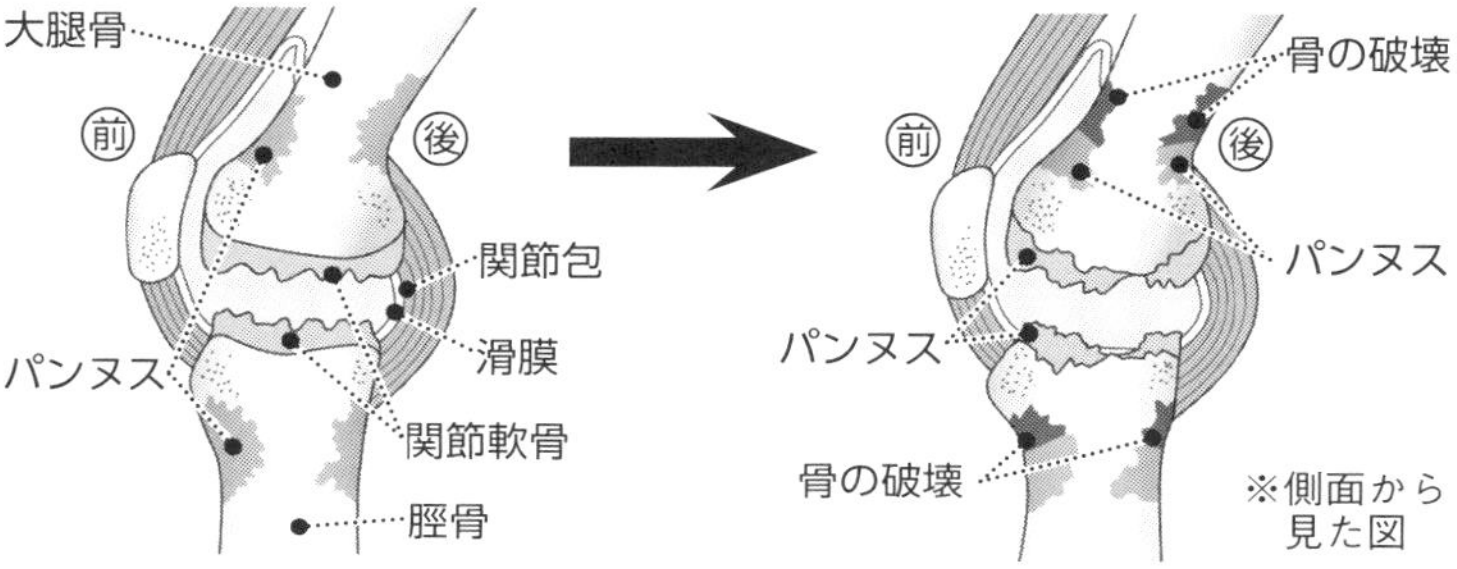

免疫の異常で滑膜が攻撃されると炎症が起こる。すると、パンヌスという組織ができ、これが関節軟骨を破壊する。

パンヌスが増殖すると軟骨のみならず骨まで破壊される。最終的に、大腿骨と脛骨がくっついて関節が動かなくなる。

徐々に増幅。そして、炎症が進むと、パンヌスは軟骨や骨に入り込み、それらを破壊するのです。

リウマチの末期には、軟骨は完全になくなり、骨と骨がくっついて関節が動かなくなります。

今のところ、リウマチの原因は不明で、遺伝やウイルス感染が関係しているのではないかと考えられています。発症しやすいのは、男性よりも女性のほうです。発症のピークは30～50代ですが、20代の若い人や高齢者にも起こるので一概にはいえません。

リウマチは、発症してから2年間に、軟骨や骨の破壊が最も進みます。ですから、早期に治療を開始して進行を抑えることが肝心です。リウマチが疑われる場合は、整形外科やリウマチ科などの専門診療科を受診してください。

治療は薬物療法が中心で、かなり進行している場合には手術が必要になることもあります。（吉松俊一）

第3章

診察・検査・診断についての疑問12

Q37 変形性膝関節症が疑われたら、どの診療科を受診すればいいのですか？

ひざ痛が現れたら、「整形外科」を受診してください。

整形外科は、骨、筋肉などの軟部組織、それらの動きをつかさどる神経といった運動器の機能を回復するための診療科です。中には、膝《ひざ》関節外科という専門の診療部門を設置している医療機関もあり、これはひざの治療に特化しています。

いずれにせよ、**整形外科で診察・検査を受ければ、変形性膝関節症なのかどうかが正しくわかります。また、診断を受けたあとも適切な治療が受けられます。**

ひざ痛がひどい場合は、最初にペインクリニック科を受診してもいいでしょう。痛みが落ち着いたら、整形外科を紹介してもらってください。

ところで、整形外科と形成外科を同じと考えている人もいるようですが、この二つは全く別の診療科です。形成外科では、ケガや手術後の瘢痕《はんこん》（傷跡）、ケロイド、生まれつきのアザ、顔面骨折などを治療対象としています。ですから、形成外科を受診しても、ひざ痛の検査、治療は受けられません。

（林　泰史）

Q38 初診から大きい病院を受診すべきですか？

日本では、まず近所で開業しているクリニックなど「かかりつけ医」を受診することが推奨されています。体に異常があれば、最初にかかりつけ医の診察を受け、病気の種類や重症度などから、必要に応じて紹介状をもらって受診することになります。これは、効率的な医療サービスの提供のために必要なことです。

ですから、**初診から大きい病院を受診することはNG。これは変形性膝《ひざ》関節症に限らず、すべての病気についていえることです。**

最初から大きい病院を受診することも可能ですが、紹介状がないと初診時選定療養費（税込5500円）がかかります。また、大きい病院には多くの患者さんが外来で受診するため、待ち時間が長いうえ、診察は短時間ですまされがちです。

それなら、かかりつけ医のもとでしっかりと診てもらったほうがいいでしょう。

なお、医療機器の充実度や、変形性膝関節症の治療実績は、それぞれのクリニックごとに違います。家族や友人・知人などの口コミや、インターネット検索などから評判を調べ、受診するクリニックを決めてください。

（林　泰史）

Q39 変形性膝関節症の診療は、どのような流れで行われますか？

整形外科で変形性膝《ひざ》関節症を診察する場合、最初に行うのは問診です。問診票を記入してもらったり、患者さんに直接質問したりして、ひざ痛の原因を探ります。

次に、視診でひざの形や腫《は》れなどの状態を目でチェックしたり、触診でひざの水のたまり具合や熱感を確かめたりします。

そして、X線（レントゲン）による画像検査で診断はほぼ確定します。

患者さんによっては痛風や関節リウマチが疑われることもあるので、その場合は血液検査を行って、炎症の程度や尿酸値などを調べます。ＭＲＩ（磁気共鳴断層撮影）検査を行うこともありますが、通常は必要ありません。

以上の検査結果を踏まえて、変形性膝関節症の診断を下すのです。

変形性膝関節症と診断されたら、運動療法や薬物療法などの保存療法（手術以外の治療法）を行います。この保存療法によって、９割以上の患者さんはひざの状態が改善します。保存療法で改善の見込みがない場合に手術が検討されます。

（黒澤　尚）

整形外科での検査から治療までの流れ

基本的な検査

問　診　痛みの発生時期、痛む部位、痛み具合など、ひざ痛の原因を探るための質問

↓

視　診　ひざの形や腫れなどの状態を目でチェック

↓

触　診　ひざの可動域や水のたまり具合、熱感を手で触れて調べる

↓

X線検査　ひざの骨と骨のすきまの状態など、ひざ関節の変形の進行状況を調べる

場合によって……

諸検査

血液検査　炎症の程度の判断やリウマチ、痛風の可能性を調べる

MRI検査　ひざ関節の状態を画像で調べる

↓

変形性膝関節症（軽症・中等症・重症）と診断

↓

主な治療法

運動療法、リハビリ、温熱療法、薬物療法、関節注射、装具療法、手術

Q 40 最初の問診・視診・触診などの検査で、どのようなことがわかりますか？

ひざ痛を訴えて整形外科を受診すると、最初に「問診」「視診」「触診」が行われます。これらは、正しい診断を下すためだけでなく、治療を進める中でも病気がどれだけ改善したか（あるいは悪化したか）を判断する指標にもなります。

問診では、いつから、どの部位に、どのような症状が現れたのかを調べます。また、ほかに治療している病気はないか、服用している薬はないか、アレルギー体質かどうかを確認し、それらを総合的に勘案することで、ひざ痛の原因を推定します。また、再診以降も、そのつど症状の変化を確認することは重要です。

視診では、ひざの腫《は》れや変形の状態などから、ひざ痛のおおよその重症度を把握します。触診では、ひざ関節の可動域（動かせる範囲）がどれくらいあるか、水はたまっていないか、熱を過剰に帯びていないかといったことがわかります。

患者さんのひざの状態は刻一刻と変化します。再診以降も常に視診や触診でひざの状態を確認することは、変形性膝《ひざ》関節症の治療の基本といえるでしょう。

（黒澤　尚）

整形外科で使われる問診票の例

お名前《ふりがな》 （男・女）

身長・体重 cm kg

生年月日 年 月 日

年齢 歳

① どのような症状で来院されましたか？
□ 痛い □ しびれる □ 腫れている □ 動きが悪い

② 具合の悪いところに
しるしをつけてください→

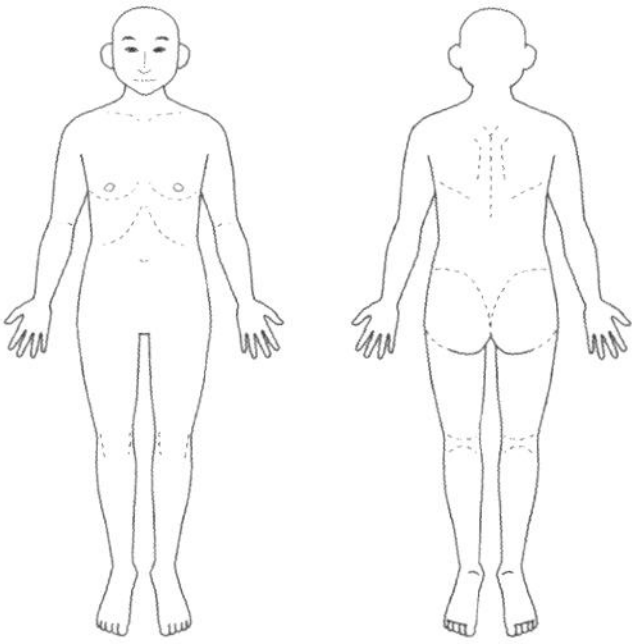

③ その症状が現れたのは
いつからですか？

④ 原因に心当たりは
ありますか？

⑤ 現在治療中の病気はありますか？
□ 高血圧 □ 糖尿病 □ 心臓病 □ 腎臓病 □ 痛風
□ 肝臓病 □ 脳卒中 □ その他（ ）

⑥ 薬のアレルギーはありますか？
□ はい →（薬の名前 ）
□ いいえ

⑦ 女性の方に質問です
・妊娠の可能性はありますか？
□ はい □ いいえ
・授乳中ですか？
□ はい □ いいえ

Q
41

X線やMRIなどの画像検査で、どのようなことがわかりますか？

X線（レントゲン）検査は、変形性膝《ひざ》関節症の診断を確定させるために、整形外科で必ず行われる画像検査です。

X線検査では、照射装置とフィルムの間に体を置き、X線を患者さんの体に照射して患部を画像化します。X線照射を受けると健康に害が及ばないレベルで被曝《ひばく》しますが、これほど簡単に体の状態を映し出せる画像検査はありません。そのため、X線検査は整形外科に限らず、さまざまな診療科で用いられているのです。

とりわけ、X線検査が得意とするのは、骨の状態を映し出すことです。**ひざ関節をX線で撮影すれば、大腿《だいたい》骨と脛《けい》骨が白く映し出されるため、二つの骨の末端部を見れば関節軟骨がどの程度すり減っているのかを目で確認することができます。**

このX線検査で重要なのは、患者さんが寝た状態ではなく、立ってひざに体重をかけた状態で撮影する「立位X線撮影法」を行わなければならないということ。寝た状態で撮影した画像では、骨と骨のすきまが広がってしまい、軟骨のすり減り具合が正確にわからないからです。X線検査を受けるときは、この立位X線撮影法が正しく行われるかどうかに注意しましょう。

ただし、X線検査でわかるのは、おおよその骨の状態です。軟骨や筋肉、靱帯《じんたい》などの軟部組織は映し出されず、半月板などの軟骨が損傷していてもわかりません。

ひざ痛は、スポーツや事故などの外傷による靱帯断裂や半月板損傷でも起こります。そうした病気が疑われる場合、ひざ関節の状態をくわしく調べるために、**MRI（磁気共鳴断層撮影）検査**が行われることもあります。

MRI検査では、強力な磁気が発生する筒状の装置に入り、体内の水素原子を画像化することで、体の断面を輪切りにしたように映し出します。MRI検査の画像は、X線検査画像よりもコントラストが強く鮮明であり、靱帯や軟骨の状態もはっきりとわかります。

なお、**CT（コンピューター断層撮影）検査**は、外傷の患者さんに実施することはあるものの、一般的に、変形性膝関節症の診断で行われることはありません。

（黒澤 尚）

変形性膝関節症の人のX線画像

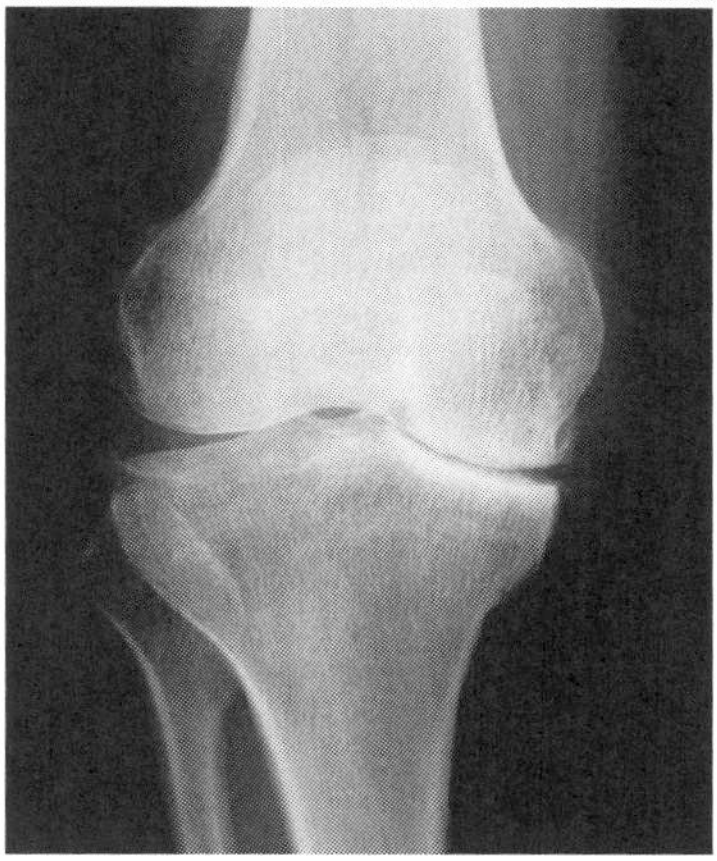

Q42

X線検査だけで下された変形性膝関節症との診断は、信用できますか？

最近は、MRI（磁気共鳴断層撮影）検査やCT（コンピューター断層撮影）検査を行う、高性能の検査機器を備えた医療機関が増えています。そのため、MRI検査やCT検査を行わないで診断が下されると、不満に感じる患者さんがいるようです。

確かにMRI検査を行えば、X線（レントゲン）では見えない軟骨の厚さや骨髄《こつずい》の状態がわかります。しかし、軟骨の厚さは立位X線撮影法（76ジペー参照）でわかるし、変形性膝《ひざ》関節症の中期以後に見られる骨髄異常（浮腫《ふしゅ》）などの所見は、最初の変形性膝関節症の診断には不要です。

変形性膝関節症の診断は、ひざ痛がどれだけ強く現れているか、腫《は》れ具合はどうか、ひざ関節の可動域（動かせる範囲）は制限されていないか、立つ・歩く・座るといったADL（日常生活動作）は低下していないかなどを総合的に見て行います。

このようなことは、問診・視診・触診だけでだいたいわかります。したがって、問診・視診・触診がきちんと行われていれば、X線検査だけで十分です。（黒澤 尚）

Q43 画像検査は必ず受けなければならないのですか？

ひざ痛の多くは変形性膝《ひざ》関節症ですが、別の病気が原因でひざ痛が起こっている可能性も考えられます。

患者さんによっては、化膿《かのう》性関節炎のような深刻な感染症にかかっていることもあれば、骨肉腫《しゅ》などの命取りのガンを発症している場合もあります。私たち整形外科医は、そうした病気のサインを見逃さないように検査しなければなりません。

そこで重要になるのが、X線（レントゲン）検査の画像に現れた異常の確認です。例えば、ひざ関節の骨と骨のすきまが拡大していれば化膿性関節炎の疑いがあり、骨の外側に塊が映っていたらガンではないかと判断します。このようにX線検査では、さまざまな情報が得られるので、ひざ痛の診断では必ず受けなければなりません。

MRI（磁気共鳴断層撮影）検査やCT（コンピューター断層撮影）検査は、特殊なケース以外は不要です。私の場合、手術する症例のみにMRI検査を行います。主に骨だけが見えるCT検査についても、骨破壊が著しいなど特殊なケース以外は行いません。

（黒澤 尚）

Q44 血液検査が行われるのは、どのようなケースですか？

基本的に、変形性膝《ひざ》関節症の診断で血液検査は必要ありません。しかし、**血液検査を行えば、ひざ痛の原因となる別の病気にかかっているかどうかを確認できます。**

その主な指標となるのが、**「CRP」**（C反応性たんぱく）です。

CRP（基準値は0・3ミリグラム以下）は、体内に炎症が起こったり、組織の一部が破壊されたりした場合に生じるたんぱく質の一種。この数値が高くなると、体内で炎症が起こっていると判断します（変形性膝関節症でCRPが上がることはほとんどない）。異常に高い人は**関節リウマチ、化膿《かのう》性関節炎、痛風**などが疑われます。

また、関節リウマチの場合は、MMP-3（マトリックスメタロプロテアーゼ-3）や赤血球沈降速度の値にも異常が現れるので、併せて確認しなければなりません。

ほかにも、尿酸値（基準値は男性が7・5ミリグラム以下、女性が5・8ミリグラム以下）が基準値を超えていたら、痛風でひざ痛が起こっている可能性を考慮します。

こうしたことから、血液検査をすすめられたら受けておきましょう。

（佐粧孝久）

Q45 関節液検査が行われるのは、どのようなケースですか？

関節液検査では、ひざなどから関節液を抜き取り、その成分を顕微鏡などで調べます。ひざ痛で関節液検査が有用なのは、痛風、偽《ぎ》痛風、感染性関節炎の場合です。

まず、血液検査で尿酸値が高く、関節液から尿酸ナトリウムが検出されたら、痛風と診断されます。次に、血液検査の尿酸値は正常で、関節液からピルビン酸カルシウムが検出された場合は、偽痛風の診断が確定します。

また、関節液内で白血球の値が上昇し、培養によって菌が検出されたら感染性関節炎と判定されます。

関節液検査には、これらの病気の有無を見分けられる利点があります。

とはいえ、関節液を抜き取るためには、関節穿刺《せんし》といってひざ関節に注射針を刺さなければならず、患者さんは苦痛を強いられるだけでなく、細菌感染のリスクを負うことにもなります。痛風の有無を調べるだけなら血液検査で十分でしょう。

なお、変形性膝《ひざ》関節症の診断だけのために関節液検査は行われません。（佐粧孝久）

Q46 診察のあと、医師に必ず確認すべきことは？

変形性膝《ひざ》関節症の治療は、カゼの治療とは違って、発症から5年、10年と長年にわたって医師に経過を見てもらうことになります。

そこで重要なのは、すべてを医師任せにしないで、患者さん自身が「自分の病気は自分で治す」という主体的な意識を持つことです。整形外科で変形性膝関節症の診察を受けるたびに、次のことを意識してください。

①自分の今の病状を正しく理解する
②どのような治療方針なのかを確認する
③よくなるために自分ができることは何かを聞く

毎回①～③を念頭に置き、疑問点があれば医師にどんどん質問しましょう。

医師が相手だと気後れしてしまい、なかなか聞きたいことを聞けない患者さんも多いようですが、遠慮することはありません。**治療に関心を持ち、積極的に質問すれば、たいてい快く答えてくれるはずです。**しっかりと治すためにも、自分から働きかける姿勢を忘れないでください。

（黒澤 尚）

Q 47

診断の結果、医師から手術をすすめられたら必ず受けるべきですか？

変形性膝《ひざ》関節症は徐々に進行する病気なので、今すぐ手術が必要という患者さんはまずいません。実際、手術が必要になる患者さんは全体の1％未満です。

しかし、中には変形性膝関節症と診断してすぐに「手術を受けてはどうか」と打診してくる医師もいます。特に、人工膝関節置換《ちかん》術の実施件数の多い病院では、利益の大きい手術を積極的にすすめる傾向があるのです。治療には取り組む正しい順番（89ページの図参照）があるので、最初から手術を口にする医師を信用してはいけません。

すでに70歳を過ぎ、ひざ痛が悪化して歩行困難の状態なら、すぐに人工膝関節置換術を受けるのもいいでしょう。

とはいえ患者さんは、「安静時の痛みを解消したい」「杖《つえ》なしで歩けるようになりたい」など、手術を受けてどうなりたいのかを明確にし、じっくりと検討することが重要です。ＡＤＬ（日常生活動作）やＱＯＬ（生活の質）をある程度保っているのなら、医師から手術をすすめられても、すぐにはしないほうがいいでしょう。

（黒澤 尚）

Q48 初診だけでいい医師・よくない医師は見分けられますか？

変形性膝《ひざ》関節症の治療は長年にわたるので、いい医師に診察してもらうことが重要になります。親身になって治療してくれるいい医師がいる一方で、収益のことしか考えていないよくない医師がいることも事実。よくない医師の特徴は次のとおりです。

①患者さんの話をじっくり聞かない。質問されるとうるさがる
②患部を触ったり、ひざを動かしたりして診察しない
③病気の状態と治療法の説明をしない
④すぐに鎮痛薬を処方したがる
⑤ヒアルロン酸関節注射や水抜きをやりたがる

いい医師はこれらとは逆で、患者さんの話をよく聞き、再診のたびに問診・視診・触診をきちんと行い、どうすれば痛みが和らぎ、ＱＯＬ（生活の質）が向上するのかを説明してくれます。そして、みだりに薬を処方したり、注射を打ったりしません。初診だけでも、いい医師・よくない医師は見分けられます。

（黒澤 尚）

第4章

保存療法①

薬物療法・注射療法についての疑問 16

Q49 変形性膝関節症では、一般的にどんな保存療法を行いますか？

変形性膝《ひざ》関節症の治療の基本となるのが、保存療法（手術以外の治療法）です。ひざ痛の軽減はもちろん、ひざ関節の可動域（動かせる範囲）が狭くなるのを防いだり、立つ・歩く・座るといったADL（日常生活動作）を維持したりするためにも、整形外科を受診して手術以外の治療法を受けることが重要になります。

一般的に、変形性膝関節症で行われる手術以外の治療法は次のとおりです。

●薬物療法……NSAIDs《エヌセイズ》（非ステロイド性抗炎症薬）などの飲み薬・坐薬《ざやく》のほか、外用薬として湿布薬・塗り薬を用います。

●注射療法……ひざの炎症を抑えるヒアルロン酸関節注射、ステロイド注射（ステロイドは副腎《ふくじん》皮質ホルモン）、ひざ関節の水（関節液）を抜く関節穿刺《せんし》を行います。

●運動療法……ひざの体操をセルフケアとして実行します。

●リハビリ（機能回復訓練）……理学療法士や作業療法士による運動指導のもと、ひざ痛の軽減や、低下したADLの回復をめざします。

●温熱療法……赤外線照射や温熱パックなどでひざを温め、血流を促します。最近は、セルフケアとして行うことがすすめられています。

●装具療法……ブレース（ひざの自助具）、サポーターをひざに装着したり、足底板（インソール）を靴の中に敷いたりします。

変形性膝関節症の初期は、ひざ関節の炎症が悪化し、激しい痛みが現れやすいため、薬物療法をしっかりと行って炎症を抑える必要があります。

ひざ痛治療で行われる保存療法

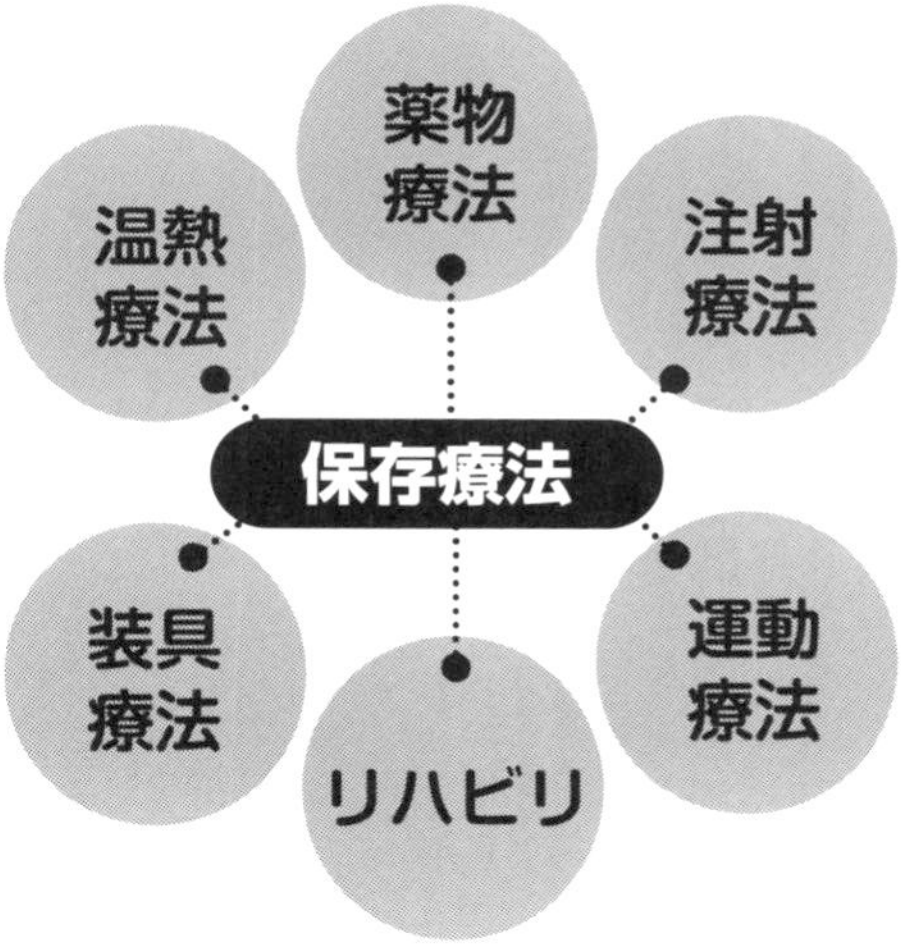
薬物療法
注射療法
温熱療法
保存療法
装具療法
運動療法
リハビリ

そのうえで、リハビリを受けたり、自宅で運動療法や温熱療法を実践したり、サポーターや足底板を利用したりすることで、ひざ関節の変形を抑え、QOL（生活の質）を維持することが肝心です。

なお、漫然とNSAIDsを飲みつづけたり、注射療法をくり返し受けたりすることはおすすめしません。NSAIDsは副作用が強く、注射療法には細菌感染の可能性があります。（齋藤吉由）

Q 50

世界では、変形性膝関節症の治療方針はどうなっていますか?

日本では、変形性膝《ひざ》関節症の治療といえば鎮痛薬の服用、注射療法が中心ですが、世界を見渡すとほかにそんな治療を行っている国はありません。というのも、薬や注射は治療費がかさむうえ、一時的な改善効果しか期待できないからです。

OARSI（国際関節症学会）では、「薬を用いない治療を中心にして、薬の治療は補助的に用いる」ことが第一に推奨されています。運動・減量、サポーター・足底板の使用、患部の加温・冷却といった薬を用いない治療を十分に試したうえで、耐えがたい痛みがある場合のみ薬物療法や注射療法が行われるのです。

日本には健康保険制度があり、治療費の大半が国から支払われるため、薬や注射を多用しますが、OARSIの指針がひざ痛治療の正しいあり方といえるでしょう。

そこで私は、OARSIの指針をもとに変形性膝関節症の治療の優先順位を考えました（左ジペー参照）。最優先すべきなのは、能動的な日常動作と患部の加温（または冷却）。そして、運動療法や軽い運動、ダイエットを積極的に行うことです。

（黒澤 尚）

世界における「ひざ痛治療の正しい優先順位」

第１位	日常的に、痛くない範囲で足を動かす&患部の加温（または冷却）	ひざ痛改善のために不可欠
第２位	運動療法（ひざ体操、リハビリ）を行う	
第３位	ひざに負担のかからない運動（ウォーキング、自転車、水泳など）を行う	
第４位	太っている人は、過食や間食などをやめるなどして体重を減らす	
第５位	NSAIDsの服用	実際にはあまり必要ない
第６位	ヒアルロン酸関節注射	

優先すべきなのは第１位〜第４位の治療。つまり、医師や薬などに頼らず、患者さん自身が日常的にできる運動などを積極的に行うことが何よりも重要となる。薬や注射は一時的に痛みを取るだけの治療であり、ひざ痛の根治につながらないばかりか、かえって悪化させる要因になりかねない。

Q51 変形性膝関節症の治療では、どのような薬が処方されますか？

変形性膝《ひざ》関節症の治療で主に用いるのは鎮痛薬で、「飲み薬」「塗り薬・湿布薬」「坐《ざ》薬《やく》」に分けられます。通常、飲み薬は頓用《とんよう》、塗り薬・湿布薬は痛みが慢性化した場合の長期使用、坐薬は耐えがたい痛みがあるときの緊急用として使われます。

まず、飲み薬として処方されるのは、アセトアミノフェンとNSAIDs《エヌセイズ》（非ステロイド性抗炎症薬）です。一般に鎮痛薬といえば、この二つを指します。具体的な商品名でいうと、アセトアミノフェンはカロナール、NSAIDsはロキソニン、インフリー、インテバン、ボルタレンです。

次に、塗り薬にはインテバンクリームやボルタレンクリームなど、湿布薬にはモーラステープ、ロキソニンテープなどが処方されます。また、坐薬としてはボルタレン坐薬などが処方されます。これらにもNSAIDsの成分が含まれています。

ただし、薬はOARSI（国際関節症学会）の指針で5位と優先順位の低い治療法（89ページの図参照）であり、薬だけに頼ってはいけません。

（黒澤 尚）

Q52 飲み薬で最も多く使われるNSAIDsは、変形性膝関節症にどう作用しますか？

NSAIDs《エヌセイズ》は体内の炎症を鎮める薬で、鎮痛作用や解熱作用を発揮します。では、そのしくみを説明しましょう。

NSAIDsを摂取すると、「COX」（シクロオキシナーゼ）という体内の酵素（化学反応を助ける物質）の働きが阻害されます。COXにはいくつかの種類があり、炎症を起こすCOX2というタイプの働きを阻害することで、抗炎症作用を発揮し、優れた鎮痛作用が得られるのです。

変形性膝《ひざ》関節症では、ひざ関節の軟骨のすり減りで滑膜《かつまく》に炎症が起こり、ひざ痛が現れます。ですから、NSAIDsを服用することで体内でCOX2の働きが阻害され、結果として滑膜の炎症が鎮まり、ひざ痛が和らぐというわけです。

ただし、COXは本来、私たちの生命を維持するために重要な役割を担っています。NSAIDsを長期にわたって常用するとCOX2以外のタイプの働きも阻害され、重大な副作用が起こるので注意しなければなりません。

（黒澤 尚）

Q 53

NSAIDsを飲んでも痛みが治まりません。量を増やしてもらうべきですか？

NSAIDs《エヌセイズ》の飲み薬の服用量を増やせば、その分、痛みは和らぎやすくなります。しかし、NSAIDsの1日当たりの用量は上限が決まっており、際限なく飲んでいいわけではありません。例えば、ロキソニンなら1日当たりの用量は最大180ミリグラム（1錠60ミリグラム）と決まっています。このように、**1日の用量の上限が決まっているのは、飲みすぎると胃腸障害・腎《じん》障害といった副作用が起こるためです。**

例外として、患者さんに重大な腎障害がない場合に限って、1日当たりの用量の上限を超えてNSAIDsを服用していいケース（痛風発作を和らげるときなど）もあります。その場合は、必ず主治医と相談のうえで決めなければなりません。

むしろ、変形性膝《ひざ》関節症の治療では、OARSI（国際関節症学会）の指針1位・2位（89ページの図参照）にある**「痛くない範囲で足を動かす」「運動療法」を行うことが重要です。これをきちんと実行していれば、薬の量を増やすどころか、薬などいらなくなるでしょう。**

（黒澤　尚）

Q54 NSAIDsを飲みつづけると胃腸障害などの副作用を引き起こすというのは本当？

Q52でも説明したようにNSAIDs《エヌセイズ》は、酵素の一種であるCOXの働きを阻害して鎮痛作用を得る薬です。その一方で、NSAIDsは、胃腸障害などの重大な副作用を引き起こすことがあるので気をつけなければなりません。

COXには、炎症を引き起こすCOX2のほかにも、細胞の代謝（体内で行われる化学反応）にかかわるCOX1というタイプもあります。そして、NSAIDsは、COX1、COX2の両方の働きを阻害します。

COX1が働かなくなることで問題なのは、細胞の代謝が悪くなって胃腸や腎《じん》臓、肝臓、造血機能を担う骨髄《こつずい》が衰えることです。具体的には、消化性潰瘍《かいよう》、腎不全、肝硬変、骨髄抑制（白血球の減少）が起こる危険が大きくなります。

私が医学生だったとき、NSAIDsを毎日服用し、その副作用で胃に穴があいて急死した先輩がいました。以来、私は「薬の副作用は怖い」と肝に銘じています。みなさんもNSAIDsの連用や長期服用は、くれぐれも控えてください。（黒澤 尚）

Q 55 重大な副作用をもたらすNSAIDsが処方されるのはなぜですか?

確かに、ＮＳＡＩＤｓ《エヌセイズ》には胃腸障害、腎《じん》障害、肝障害、骨髄《こつずい》抑制といった副作用があります。しかし、そうした副作用が起こりやすいのは、すでに胃腸や腎臓、肝臓などの内臓が弱っている人や、1日当たりの用量の上限を超えてみだりに服用したり、何年にもわたって常用したりしたような場合です。

そもそも、どんな薬にも少なからず副作用はあります。内臓が健康で、１日当たりの用量の上限を守ってたまに頓用《とんよう》するだけなら、それほどＮＳＡＩＤｓの副作用を恐れる必要はないでしょう。むしろ、変形性膝《ひざ》関節症の治療でＮＳＡＩＤｓをうまく使えば、ひざ痛を低レベルに抑えられ、立つ・歩く・座るといった日常動作をらくに行えます。

ただし、ＮＳＡＩＤｓは「毎日３回」というように常用・連用しつづける薬ではありません。これを使う場合には運動療法を補助する薬として服用すること、痛みが軽減したら服用をやめること、この二つが重要になります。

（黒澤 尚）

Q56 漢方薬なら安全？変形性膝関節症に効く漢方薬を教えてください

変形性膝《ひざ》関節症の改善に有効と考えられる漢方薬はいくつかあります。まず、「防已黄耆湯《ぼういおうぎとう》」。これは体力と筋力が低下して、色白で多汗、水太り体質の人に向いており、特にひざ関節の腫《は》れと痛みの改善に効果があります。次は、「越婢加朮湯《えつぴかじゅつとう》」。これは、ひざ関節に熱のある人に向いています。

逆に、ひざ関節に熱がなく、やや冷えている場合には「桂枝加朮附湯《けいしかじゅつぶとう》」が使われます。これは、冷え体質や水ぶくれ体質の改善が期待できる漢方薬で、ひざ痛にも効果的です。

漢方薬は、患者さんの体質や健康状態を考慮して処方されるものです。専門知識が必要になるので、漢方にくわしい医師に相談して処方してもらってください。

（清水伸一）

ひざ痛に効く漢方薬

防已黄耆湯《ぼういおうぎとう》
体力と筋力が低下し、色白で多汗、水太り体質の人に向く。ひざ関節の腫れと、痛みの改善に効果がある

越婢加朮湯《えつぴかじゅつとう》
関節が炎症で熱を持って腫れたり、水（関節液）がたまったりしている人に向く。腫れや痛みの改善に効果がある

桂枝加朮附湯《けいしかじゅつぶとう》
体力虚弱で、汗は出るのに尿の出は悪く、手足が冷えている人に向く。関節痛や可動域の制限を改善する

Q57 塗り薬や湿布薬は変形性膝関節症にどう作用しますか？

塗り薬・湿布薬にはＮＳＡＩＤｓ《エヌセイズ》の成分が含まれており、患部に貼《は》ることによって経皮吸収（皮膚から吸収すること）され、直接作用します。変形性膝《ひざ》関節症の場合、ひざ関節の腫《は》れているところに貼れば炎症を鎮める効果が期待できます。

急性期には、飲み薬のＮＳＡＩＤｓと併用することでダブルの効果を得られます。塗り薬・湿布薬の利点は、飲み薬のような胃腸障害などの内臓疾患《しっかん》を招く重大な副作用がなく、慢性化した患者さんの長期使用に適していることです。

欠点としては、少数ながら、皮膚にかぶれ、かゆみ、アレルギー反応を起こす場合があります。ですから、皮膚がデリケートな人には、あまり向いていません。試しに使ってみて皮膚に問題がなければ、塗り薬・湿布薬を常用するといいでしょう。

変形性膝関節症の治療は、10年、20年と長年にわたって続きますが、ＮＳＡＩＤｓの飲み薬を頻繁に服用しつづけるわけにはいきません。塗り薬や湿布薬をうまく活用して、ひざ痛を低レベルに抑えることが大切です。

（黒澤 尚）

Q58 坐薬は変形性膝関節症にどう作用しますか？

変形性膝《ひざ》関節症の治療に坐薬《ざやく》が必要になることはほとんどありません。参考までに、その作用について説明しましょう。

坐薬は、先端が少しとがった形をした薬剤で、肛門《こうもん》に直接挿入して使用します。胃や腸を経由することなくダイレクトに直腸の粘膜からＮＳＡＩＤｓ《エヌセイズ》の成分が吸収されるので、飲み薬よりも速効性は高く、効き目も強力です。特に、急性期の強い痛みに対して優れた効果を発揮します。

また、坐薬は、飲み薬に比べて副作用が起こりにくいとされています。ただし、**使いすぎると飲み薬と同じように胃腸障害などの副作用が起こることもあり得るので、**あくまで一時的な使用にとどめなければなりません。

難点は、自分一人だと挿入しにくいことです。できれば、家族に手伝ってもらいましょう。自分で挿入する場合には、必ず薬剤の先端を肛門に向け、指で十分に奥まで押し込みます。挿入直後に体を動かすと坐薬が外に出てしまうことがあるので、そのまま30分ほど安静にしてください。

（黒澤 尚）

Q59 塗り薬や湿布薬は、NSAIDsと比べてどれくらい安全ですか？

飲み薬のNSAIDs《エヌセイズ》の成分は血液の流れに乗って全身を巡り、体内のCOX（酵素の一種）に作用し、最終的に腎臓《じん》でろ過されて排出されます。そのため、内臓にかかる負担が大きく、長く常用すると副作用が起こる危険性が高まります。

その点、塗り薬・湿布薬は、微量のNSAIDsの成分が経皮吸収されるだけなので、内臓にはほとんど負担がかからず、胃腸障害、腎障害、肝障害、骨髄《こつずい》抑制といった重大な副作用が起こる心配はありません。人によっては皮膚のかぶれ、かゆみが起こることもありますが、基本的に安全で長期使用に適しているといえます。

したがって、変形性膝《ひざ》関節症の治療には、飲み薬のNSAIDsよりも塗り薬や湿布薬を使ったほうが安全です。

とはいえ、ひざ痛の改善には、運動療法を行うことが極めて重要です。運動療法を毎日行い、これに加えて塗り薬や湿布を補助的に用いることが安全かつ効果的で、長続きする治療法といえます。

（黒澤 尚）

Q 60 市販の湿布薬を使うなら、どんなものを選ぶべきですか？

市販の湿布薬には、医療機関で処方されるものと同じようにNSAIDs《エヌセイズ》の成分が含まれているタイプと、そうでないタイプがあります。

変形性膝《ひざ》関節症で、ひざ痛を和らげることを目的に使用するならNSAIDsの成分が含まれているタイプを選んでください。具体的には、ロキソプロフェン、ケトプロフェン、ジクロフェナクナトリウム、フェルビナク、インドメタシンなどのNSAIDsの成分が含まれていれば、経皮吸収による鎮痛効果が期待できます。

湿布薬は、粘着力が強くてはがれにくいテープ剤と、厚みがあってしっとりしているパップ剤に大別されますが、成分が同じならどちらも効果に差はありません。

昔ながらの冷湿布や温湿布にはNSAIDsが含まれておらず、鎮痛効果はあまり期待できないでしょう。冷湿布にはメンソールやハッカ油、温湿布にはトウガラシエキスなどが含まれており、冷湿布を貼るとスースー、温湿布を貼《は》るとポカポカしますが、皮膚の表面でそのように感じるだけです。

（黒澤 尚）

Q61 ヒアルロン酸注射を医師からすすめられました。受けるべきですか？

ヒアルロン酸は、グリコサミノグリカン（ムコ多糖）という高分子の成分で、ひざの動きを滑らかにし、クッションの役割を担うことに一役買っています。そのため、特に日本のひざ痛治療ではヒアルロン酸関節注射が盛んに行われています。

しかし、ヒアルロン酸関節注射でひざ痛が和らいでも、その鎮痛効果は一時的なものにすぎません。変形性膝《ひざ》関節症が進行した患者さんの場合は、2〜3日もすると再びもとの痛みに悩まされ、くり返し関節注射を打つようになります。

ヒアルロン酸関節注射をくり返し受けると、ひざ関節が弱くなって変形も早く進みます。ですから、注射をくり返し受けるのはさけるべきでしょう。

そもそも、**ヒアルロン酸関節注射を打っても慢性化した炎症を抑える効果はほとんどなく、この注射をくり返し受けても変形性膝関節症の改善は期待できません。**実際に、国際的にはヒアルロン酸関節注射の評価は低く、治療の優先順位は最下位の6位（89ジペーの図参照）です。

（黒澤 尚）

Q62 ヒアルロン酸注射をくり返した結果、手術に至った人がいるというのは本当ですか？

私はこれまで、人工膝《ひざ》関節置換《ちかん》術が必要になった変形性膝関節症の末期の患者さんを延べ2000人以上も診療してきました。そうした患者さんのほとんどは、手術に至るまでの間に50～100本ものヒアルロン酸関節注射を打っています。

おそらく、**ヒアルロン酸関節注射をくり返し多数回打ったことで関節軟骨がもろくなり、ひざ関節の変形が急激に進んだのではないかと、**私は考えています。

確かに、ヒアルロン酸関節注射を打つと痛みは和らぎます。注射の薬そのものに問題はないでしょう。

しかし、注射で痛みを取るのは、痛みで動かせないひざ関節を無理やりマヒさせるようなものです。痛みを感じなければ、変形したひざ関節を健康だったときと同じように力を入れて動かしてしまうため、ただでさえ衰えている軟骨は過度な負担がかかって激しく損耗します。そのくり返しで多くの患者さんが、手術を受けなければならない事態に陥っているのではないでしょうか。

（黒澤 尚）

Q 63 ひざに水がたまり腫れています。クセになるそうですが、水は抜いたほうがいいのですか？

変形性膝《ひざ》関節症の人は、ひざのお皿（膝蓋骨《しつがい》）の上部に水（関節液）がたまりやすく、ひざ頭の上やひざの後ろがパンパンに腫《は》れ上がることがあります。これを関節水症（あるいは関節水腫《すいしゅ》）といいます。

関節水症が起こると、ひざの曲げ伸ばしができにくくなったり、だるさを感じたりするのが難点。そこで、多くの医師は関節穿刺《せんし》による「水抜き」（排液）をすすめます。

関節穿刺とは、関節の奥に注射針を刺す処置です。ひざ関節の場合は、ひざのお皿の横側から滑膜《かつまく》の中まで針を刺し、過剰に増えた関節液を抜き取ります。

本来、ひざの関節液は、関節軟骨や半月板に栄養を与えたり、ひざ関節の動きをスムーズにしたりするために必要なものです。健康な人のひざ関節内にある関節液は、わずか3ミリリットル《ミリリットル》未満にすぎません。しかし、滑膜に炎症が起こると薄い水のような関節液が過剰に分泌《ぶんぴつ》され、30～100ミリリットル《ミリリットル》もたまることがあります。水抜きでは、この余分な関節液を抜き取るのです。水抜きは、ヒアルロン酸関節注射とセットで行われるケースも少なくありません。

多くの患者さんは、パンパンに腫れ、曲げ伸ばしが困難になったひざを不安がり、医師にいわれるがまま水抜きの処置を受けてしまうようです。

しかし、**水抜きは行わないほうがいいと、**私は考えています。というのも、**水抜きで余分な関節液を抜き取っても、ひざ関節の炎症が治まらない限り、すぐにまた水がたまってパンパンに腫れるからです。**これでは水抜きをくり返し受けなければならず、イタチごっこになってしまいます

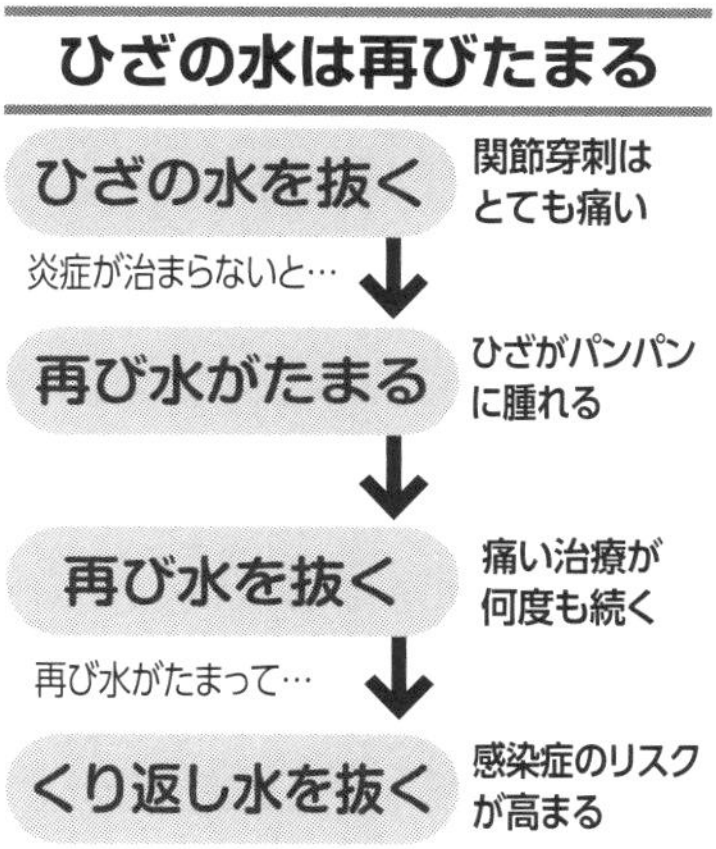
ひざの水は再びたまる
ひざの水を抜く
関節穿刺はとても痛い
炎症が治まらないと…
再び水がたまる
ひざがパンパンに腫れる
再び水を抜く
痛い治療が何度も続く
再び水がたまって…
くり返し水を抜く
感染症のリスクが高まる

水抜きでは、注射針をひざ関節内に刺すので、かなりの苦痛を伴います。患者さんは、歯を食いしばってその痛みを我慢しなければなりません。それが人によっては何十回、あるいは100回以上もくり返されるのです。

さらに、関節穿刺には細菌感染の危険があります。くり返し行えば、その危険性が高まるでしょう。

水抜きをしなくても、運動療法を行えば1～3週間で水はたまらなくなります。運動療法には、確実に水を引かせる効果があるのです。

（黒澤 尚）

Q64 ひざの水抜き治療で感染症にかかる人がいるというのは本当ですか？

水抜きやヒアルロン酸関節注射には、少なからず細菌感染の危険があります。私は、月1回行われる日本医師会の医療事故調査委員会に委員として参加し、全国から寄せられる事例を検証しています。数として最も多いのは出産のトラブル。次に多いのは整形外科で、その半数近くは注射に伴う細菌感染なのです。

注射時の殺菌が不十分でバイ菌に感染すると、化膿《かのう》性膝《ひざ》関節炎が起こります。ほうっておくと、軟骨や骨の破壊が進むので手術をしなければなりません。早期なら内視鏡手術でひざ関節内を洗浄し、感染した滑膜《かつまく》を切除すれば症状は治まります。

問題は治療後、ひざの曲げ伸ばしが困難になる、歩きづらくなる、変形性膝関節症が進むといった後遺症が必ず残ることです。また、バイ菌は体のどこかに潜伏しているので再発の恐れがあり、将来的に人工膝関節置換《ちかん》術を行うことも困難になります。

ひざ関節に細菌感染が起こったら本当に悲惨《ひさん》です。水抜きやヒアルロン酸関節注射は、できるだけ受けないようにすべきでしょう。

（黒澤 尚）

第5章

保存療法②

運動療法についての疑問10

Q65 運動療法で本当によくなるのですか？

最近、変形性膝《ひざ》関節症の治療では「運動療法」が主流になりつつあります。運動療法を行うと、ひざ痛が和らいだり、病気の進行を抑えたりすることに役立つからです。実際に、ひざ関節の変形がかなり進んでいる患者さんでも、運動療法を試したら症状が軽快し、手術をさけられるケースが少なくありません。

ＯＡＲＳＩ（国際関節症学会）が定めている「変形性膝関節症診療ガイドライン」では、「医師は、薬を用いない治療法の中心である運動療法の有効性を患者さんに説明し、実行してもらう」とすすめられています。鎮痛薬は痛みを抑えるための対症療法なので、これを飲みつづけても慢性化したひざ痛は治りません。

また、人工膝関節置換《ちかん》術の効果を検証した研究では、この手術を受けて痛みが改善した人の割合は83％で、運動療法で痛みが改善した人の割合は69％でした。このように、運動療法の改善成績は人工膝関節置換術には及ばないものの、運動療法だけでも、かなりの改善が見込めることがわかってきたのです。

まずは、運動療法を試してその効果を確かめることが大切です。

（銅治英雄）

Q66 運動療法が不向きな人はいますか？

運動療法を始める前に、自分のひざ痛が運動療法の体操を行うことに適しているかどうかをチェックする必要があります。ケガや感染など原因が明らかであれば、その原因に対しての治療を事前に行わなくてはいけません。

まず、**転んでひざを打ったり、ひざをねじったりしてひざ痛になった人**は、体操を行ってはいけません。ケガによって骨折や靱帯《じんたい》損傷を起こしている可能性があり、この状態で体操を行うと、ひざ痛が悪化してしまうからです。その場合、整形外科でギプスや装具で固定する必要があり、場合によっては手術が必要になります。

また、**ひざが赤く腫《は》れて熱を持っている場合**も体操を行ってはいけません。ひざ関節に細菌が入った**化膿《かのう》性膝《ひざ》関節炎**であれば、細菌に対する抗生物質を投与し、ひざを安静にしておく必要があります。ひざの腫れの原因が痛風の場合には、炎症を抑える薬と尿酸値を下げる薬を飲むことになります。

これらに当てはまれば、体操を行ってはいけません。必ず整形外科を受診し、体操を行っても大丈夫なひざの状態かどうかを診断してもらってください。

（銅冶英雄）

Q67 高齢者でも運動療法は効果がありますか？

もちろん、高齢者でも運動療法を行えば、変形性膝《ひざ》関節症によるひざ痛の改善効果は十分に期待できます。

私のクリニックでは、体操指導を中心とした運動療法に力を入れています。変形性膝関節症の患者さんの多くは高齢者で占められていますが、運動療法を行ってひざ痛の改善を実感する人が相当数いるのです。また、レントゲン検査でひざ関節の軟骨が高度にすり減っていることが確認された場合でも、ひざ痛が改善している人はたくさんいます。ひざ関節の変形は運動療法を行っても残りますが、痛みが取れればＱＯＬ（生活の質）は著しく向上します。

特筆すべきは、薬物療法や注射療法でも改善しなかったり、ほかの病院で手術しかないといわれたりした70代80代の患者さんの中にも、根気強く運動療法を続けた結果、**ひざ痛が改善している人がいる**ことです。

高齢の患者さんは「もう年だから」といってあきらめてしまいがちですが、決して遅くはありません。希望を持って、運動療法に取り組んでください。（銅冶英雄）

Q68 運動療法は主治医から1度もすすめられないのですが、行ってもいい？

海外では、変形性膝《ひざ》関節症の治療といえば、運動療法が第一選択肢《し》です。日本でも近年、変形性膝関節症に対する運動療法の有効性が知られるようになってきました。しかし、運動療法は、薬や注射、手術に比べて診療報酬点数（保険点数）が低く稼ぎが少ないため、全く行っていない整形外科があることも事実です。

このような病医院ならば、できれば別の医療機関を受診したほうがいいでしょう。運動療法を行わず、薬や注射だけの治療を続けていても、ひざ関節の滑膜《かつまく》の慢性的な炎症はなかなか治まりません。そうした治療は、炎症サイクルの悪循環（110ページの図参照）を招き、ひざ痛の悪化や歩行困難、寝たきりの温床になります。

この炎症サイクルの悪循環を断ち切るためには、運動療法でひざ関節に適度に刺激を与え、ひざ関節の慢性的な炎症を改善に導くことが大切です。すると、ひざに力が入って活動的な生活が送れるようになり、いい循環が生まれます。

医師からすすめられていない人も、運動療法を積極的に行ってください。（黒澤 尚）

運動療法でいい循環が生まれる

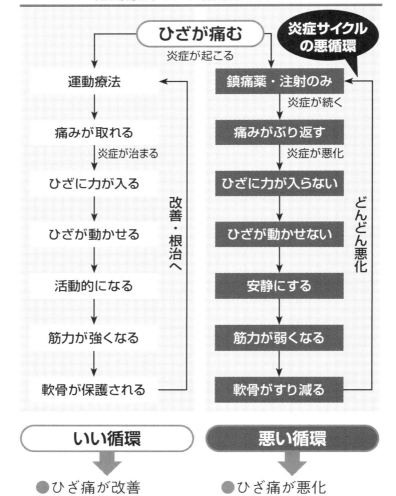

Q69 ひざへの負担が軽く高齢者でもできる運動療法はありますか？

現在、世界のひざ痛治療においてスタンダードの運動療法は、約40年前に私が考案した「**ひざラク体操**」です。

このひざラク体操は、整形外科で行うSLRテスト（あおむけ寝の状態で足を持ち上げる診断法）をもとに、変形性膝《ひざ》関節症の患者さん向けに独自のアレンジを加えました。ひざにかかる負担は軽く、足腰の弱っている患者さんを想定しているので、高齢者でもらくに行えます。実際、80歳以上の患者さんも問題なく行っています。

ひざラク体操には、いくつかのやり方があります。その中から代表的なパターンである「**足上げ体操**（**イス方式**）」のやり方を紹介しましょう（112・113ページの図参照）。ポイントは、上げる側のひざを伸ばすこと、足の上げ下げの動作をできるだけゆっくりと行うことです。

この体操をやると、**大腿《だいたい》四頭筋**（**太もも前面の筋肉**）、**腸腰筋**（**腰椎《ようつい》と大腿骨をつなぐ筋肉**）、**腹筋などの筋肉が強化**され、ひざが丈夫になります。

（黒澤 尚）

足上げ体操（イス方式）のやり方

❶ イスに浅く腰かけ、やや前かがみになり、左足を前に出す。左ひざはできるだけまっすぐ伸ばし、かかとを床につける。

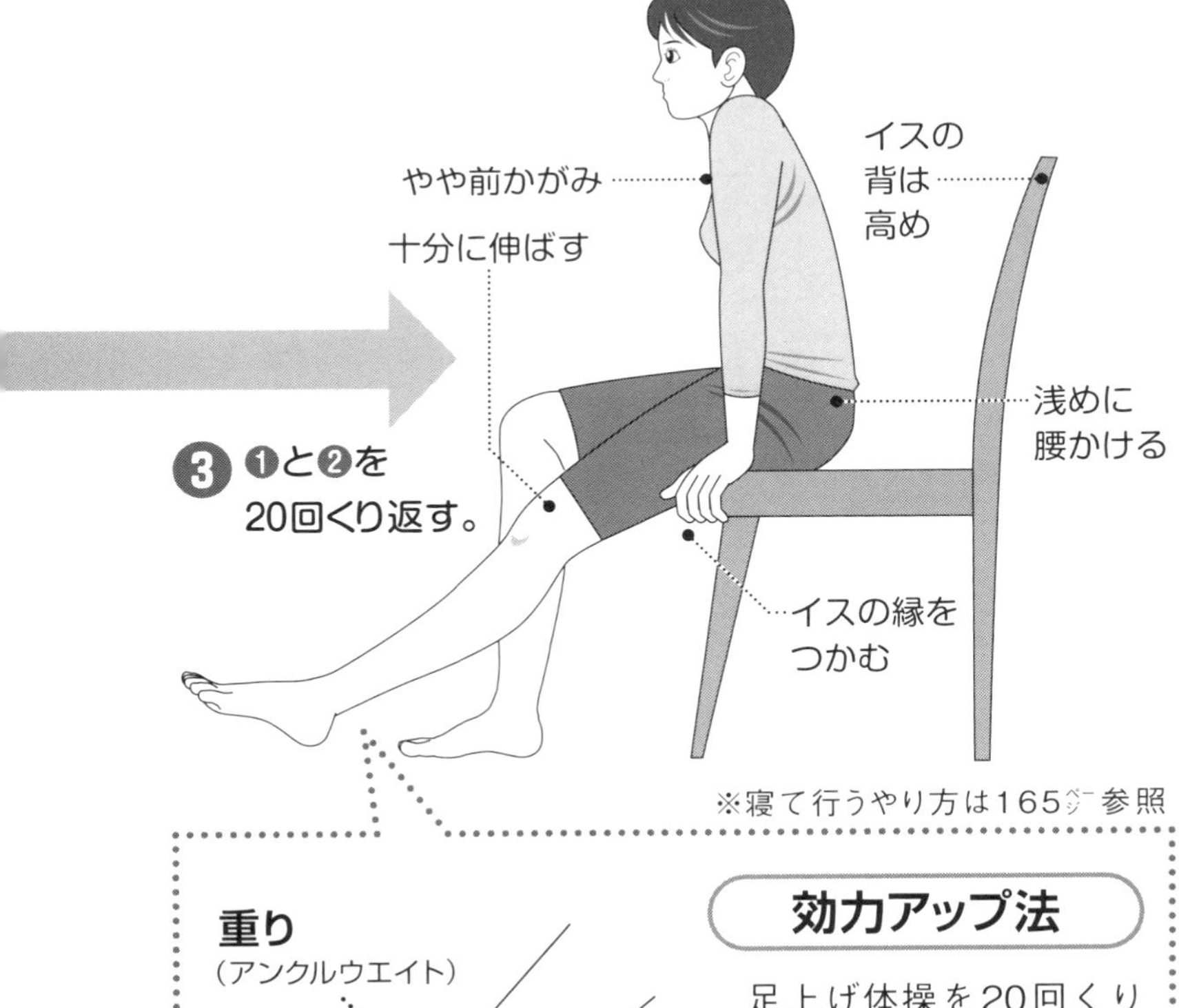

❸ ❶と❷を20回くり返す。

※寝て行うやり方は165ページ参照

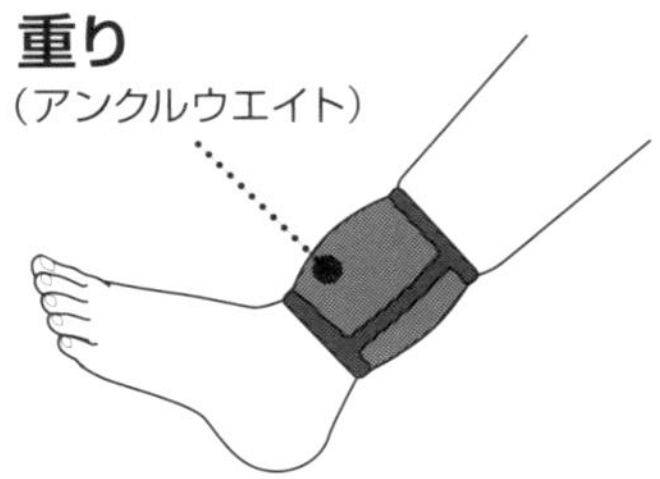

効力アップ法

足上げ体操を20回くり返すことがらくにできるようになったら、500グラム〜1キロの重り（100円ショップなどで購入可）をつけて行うといい。

❷ 左ひざを伸ばしたまま（足首は直角に保つ）、左足を床から約10㌢のところまでゆっくりと上げ、約5秒間静止。左足を❶の位置までゆっくり下ろし、1〜2秒間休む。

※❶❷を20回くり返したら、今度は右足についても同様に行う（左右どちらの足上げから始めてもいい）

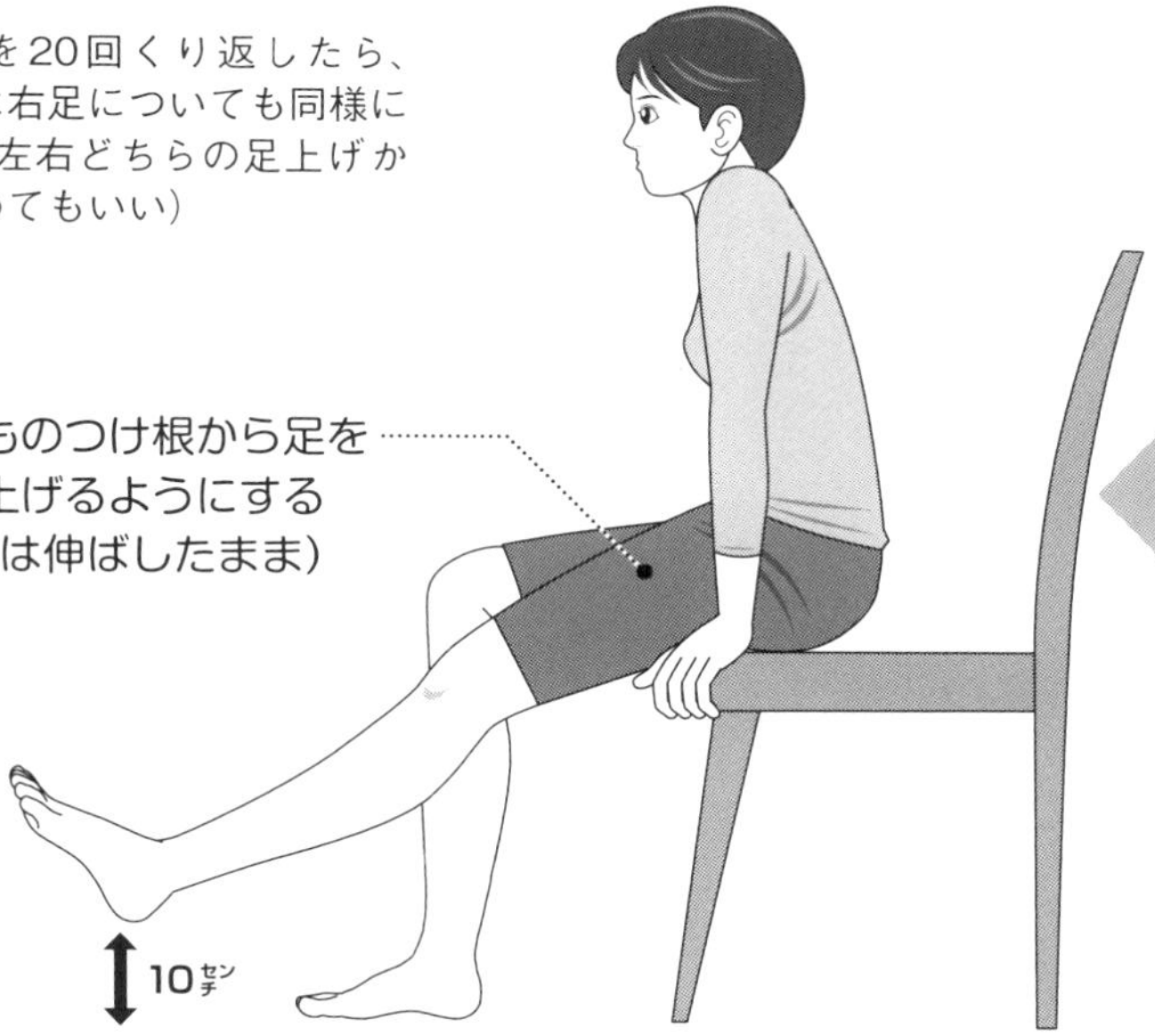
太もものつけ根から足を持ち上げるようにする（ひざは伸ばしたまま）

この動作はNG！

ひざを曲げ伸ばししてはダメ。ひざに負担がかかり、痛みが強まることもある

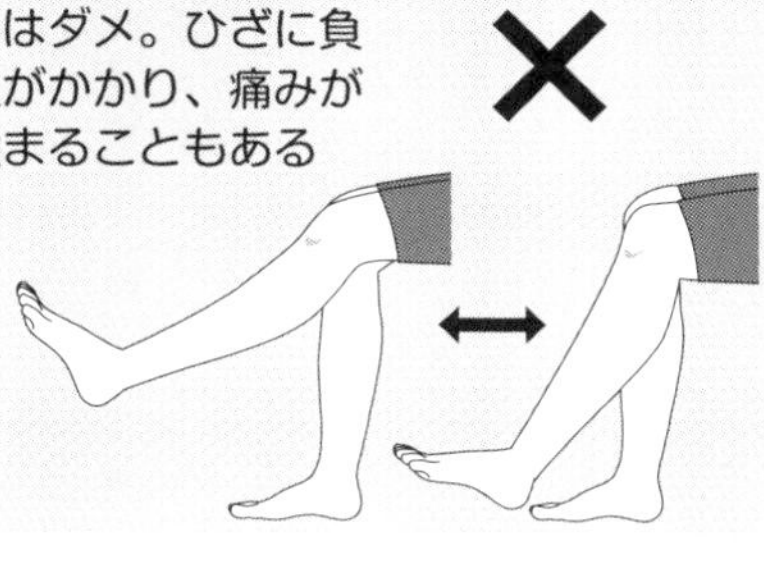

イスに深く腰かけると、ひざを十分に伸ばせない

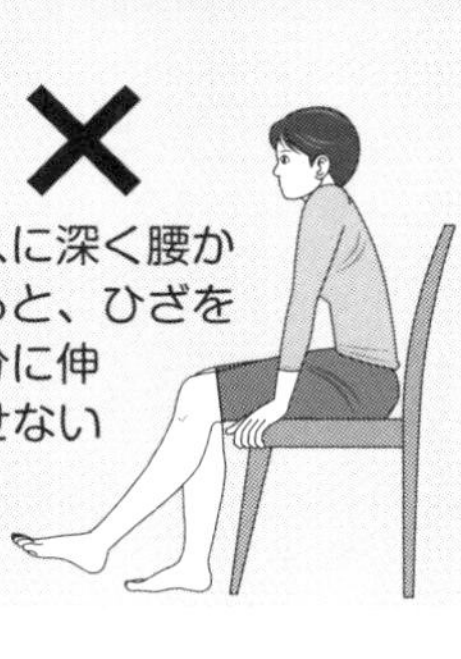

Q 70

ひざの可動域を広げるのに適した運動療法はありますか?

変形性膝《ひざ》関節症が進行すると、ひざの曲がりが悪くなります。これは、ひざ関節周囲の靱帯《じんたい》・関節包《ほう》、大腿《だいたい》四頭筋といった軟部組織が縮んでしまうからです（専門的には拘縮《こうしゆく》という）。ひざ関節周囲の軟部組織が縮むと、ひざを曲げようとするときに抵抗がかかるため、ひざの可動域（動かせる範囲）が狭くなります。

いったん拘縮したひざ関節周囲の軟部組織は、なかなか柔軟になりません。そこで、ぜひ行ってほしいのが**「お風呂《ふろ》でのひざの曲げ伸ばし」**です。これは、お風呂の温熱効果を取り入れた**ひざラク体操**の一種で、**軽症の場合（115ジペーの図参照）と重症の場合（116ジペーの図参照）**の**2パターン**があります。

ひざ裏とお尻《しり》の間がこぶし1~2個分までひざが曲がる人は軽症の場合のパターン、ひざを90度（直角）程度までしか曲げられない人は重症の場合のパターンを行います。

入浴しながら運動すると、体温が急上昇してのぼせることがあります。ですから、お風呂でのひざの曲げ伸ばしは2回くり返すだけにしてください。

（黒澤 尚）

お風呂でのひざの曲げ伸ばし①

軽症の場合 ●ひざ裏とお尻の間が握りこぶし1〜2個分まで曲がる人向け

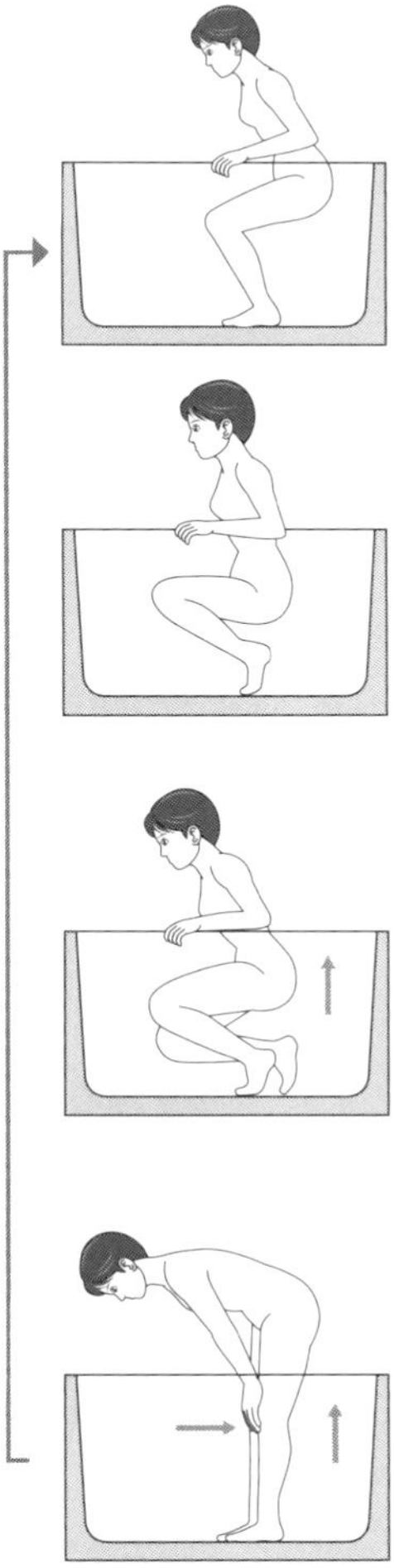

①〜④を2回くり返す（それ以上はやらないこと）

①よく温まってから、浴槽のふちを両手でつかんで、ひざを徐々に深く曲げていく

②痛くない範囲までひざを深く曲げ、両手で浴槽のふちをつかんだまま、ゆっくりと10まで数える。できる人は、正座をしてもいい

③浴槽のふちに手をかけ、なるべく体重がひざにかからないようにしながら、ゆっくりと立ち上がる

④ひざに両手を当てて、ひざがなるべく伸びきるまで（無理はしないこと）、両手でひざを10回押す

お風呂でのひざの曲げ伸ばし②

重症の場合

●ひざが90度（直角）程度までしか曲げられない人向け

①〜④を2回くり返す（それ以上はやらないこと）

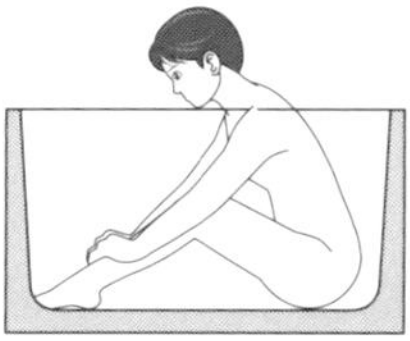

①両手で片方の足首をつかむ

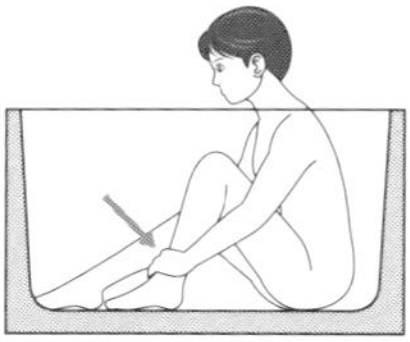

②痛くない範囲まで、両手で足首を体側に引き寄せ、その状態のままゆっくりと10まで数える。反対側の足も同様に行う

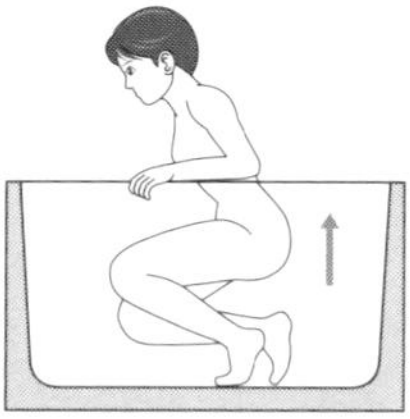

③浴槽のふちに手をかけ、なるべく体重がひざにかからないようにしながら、ゆっくりと立ち上がる

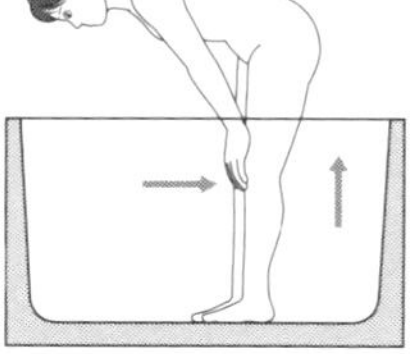

④ひざに両手を当てて、ひざがなるべく伸びきるまで（無理はしないこと）、両手でひざを10回押す

Q71 肥満とひざ痛を一挙に解決できる運動療法はありますか？

変形性膝《ひざ》関節症は、ひざ関節内の軟骨のすり減りという物理的な要因で起こります。とりわけ、肥満は、直接的に軟骨にダメージを与え、ひざ痛の悪化、難治化を招く重大原因。そのため、運動療法は肥満解消とセットで行うべきです。

とはいえ、**肥満とひざ痛を一挙に解決できる運動療法はありません。体重を減らす努力を続けながら、運動療法に取り組んだほうがいいでしょう。**

ひざ痛の人が増えすぎた体重を減らす秘訣《ひけつ》は、不活発な生活を見直すことです。

特に、ひざ痛の初期には安静を心がけるようにと医師からいわれ、一日じゅう家の中でゴロゴロしている人が目立ちます。しかし、炎症が強く起こる急性期を過ぎたら、肥満の予防・解消のためにも適度に体を動かして活発に生活したほうがいいのです。

外出するさいは、自家用車や自転車にばかり頼らず、できるだけ自分の足で歩くようにしましょう。そのように日常生活の活動性を高めることがダイエットにつながり、ひいてはひざ痛改善の妙薬にもなります。

（黒澤 尚）

Q 72

ひざ痛が起こらなくなったら、運動療法はやめてもいいのですか？

変形性膝《ひざ》関節症の運動療法の目的は、炎症サイクルの悪循環を断ち切り、いい循環を生み出すことです（110ページの図参照）。具体的には、次のようなことです。

第一に、ひざ関節の滑膜《かつまく》の炎症を鎮め、ひざ痛の改善をめざします。鎮痛薬や注射による一時的な痛みの改善ではなく、痛みの根治が目標になります。

第二に、ひざにしっかりと力を入れ、動かせるようにします。そうなれば、立つ・歩く・座るといった動作をらくにできるようになります。

第三に、ひざ関節を支える筋肉を強化します。下肢《かし》の筋力がアップすることで、ひざ関節にかかる負荷が減り、軟骨を保護して変形の進行を抑制します。

第四に、日常生活の行動範囲が広がり、心身ともに健康を保ちやすくなります。

このように運動療法は、ひざ痛の改善がゴールではありません。活動的な日常を取り戻してQOL（生活の質）を高め、ひざ痛が再発しない体作りに励むことも重要です。ひざ痛が起こらなくなったあとも運動療法を継続してください。

（黒澤 尚）

Q73 手術をすすめられるほど進行していても運動療法は行うべきですか？

医師から手術をすすめられるということは、変形性膝《ひざ》関節症が末期まで進行しており、安静時にも痛みがあり、ひざの曲げ伸ばしが困難であるうえ、立つ・歩く・座るといったＡＤＬ（日常生活動作）が大幅に低下しているということでしょう。

しかし、末期だからといって、まだあきらめることはありません。手術を決断する前にぜひ運動療法を試してください。

最近は、人工膝関節置換《ちかん》術を実施する前に、運動療法をすすめる病院が増えています。というのも、運動療法をやれば重症の患者さんでも、安静時の痛みが和らいだり、ひざ関節の可動域（動かせる範囲）が広がったり、杖《つえ》を使わずに歩けるようになったりして、30〜40％の割合で手術を回避できるようになるからです。

私が考案した「足上げ体操（イス方式）」（１１１〜１１３ジペー参照）は、変形性膝関節症の重症の患者さんでも無理なく行える運動療法です。手術を検討するのは、この体操の効果を見極めてからでも遅くありません。

（黒澤 尚）

Q74 手術後、運動療法は行うべきですか？

現在は、どんな病気でも手術後は早期離床・早期リハビリがすすめられています。というのも、手術後に寝たきりの状態が長く続くと、廃用性萎縮《いしゅく》といって足腰の筋力が著しく低下し、歩けなくなってしまうからです。

また、手術後の長い寝たきり状態は、肺炎や血栓症、床ずれ（褥瘡《じょくそう》）を招くことがあるほか、高齢の患者さんの場合は認知症（ボケ）の引き金にもなります。ですから、手術後に起き上がれるようになったら、積極的に体を動かしましょう。

変形性膝《ひざ》関節症の手術後は、医師の許可が下りしだい歩行器や松葉杖《づえ》などを使ったリハビリや、運動療法を開始することになります。

重要なのは、退院後も運動療法を続けることです。変形性膝関節症の手術後は、ひざ関節が拘縮《こうしゅく》して可動域（動かせる範囲）が制限されます。この拘縮は、手術した部位の筋肉がこわばり、硬くなることで起こります。拘縮がひどくなると、ひざの曲げ伸ばしがやりにくくなるほか、ＡＤＬ（日常生活動作）も低下します。そうならないためにも、退院後も自宅で運動療法をずっと行ってください。

（黒澤　尚）

第6章

保存療法③

装具療法や温熱療法についての疑問 10

Q75 O脚の矯正のためにブレースを医師からすすめられました。受けるべきですか？

変形性膝《ひざ》関節症の患者さんの多くはO《オー》脚です。そこで、この変形したひざ関節を矯正するため、医師から「ブレース」（ひざに装着する自助具）の装用をすすめられることが少なくありません。

一般的に、ブレースを装用すると、O脚でガニ股《また》になった両足がまっすぐに矯正されるとともに、ひざ関節に偏った負荷がかからなくなり、ひざ痛が軽減すると考えられています。しかし、実際には、そのような効果はあまり得られません。

ここで、O脚になったらどのようにひざ痛が起こるのかを説明しましょう。

私たちの体を正面から見たとき、健康な人の脛《けい》骨（すねの骨）は地面に対して垂直で、大腿《だいたい》骨（太ももの骨）はひざがしらの中心から5～7度ほど外側へ微妙に傾いています。それに対して、O脚の人は、ひざ関節を中心にして脛骨や大腿骨が外側に傾いており、ひざの内側に偏った負荷がかかっています。すると、ひざ関節の内側の関節軟骨がすり減り、関節包《ほう》の滑膜《かつまく》に炎症が起こって、ひざ痛が現れるのです。

このように、O脚の人は、ひざの内側に傾いている脛骨や大腿骨には大きな負荷がかかっているため、プラスチック製のフレームで作られたブレースを装用したところでひざ関節の変形は矯正されず、ひざ痛の改善も期待できません。また、しばしばブレースの縁が皮膚に当たって、すり傷ができたり、ひどい場合はそこに潰瘍《かいよう》ができてしまったりすることもあります。

ひざ痛治療で使うブレース

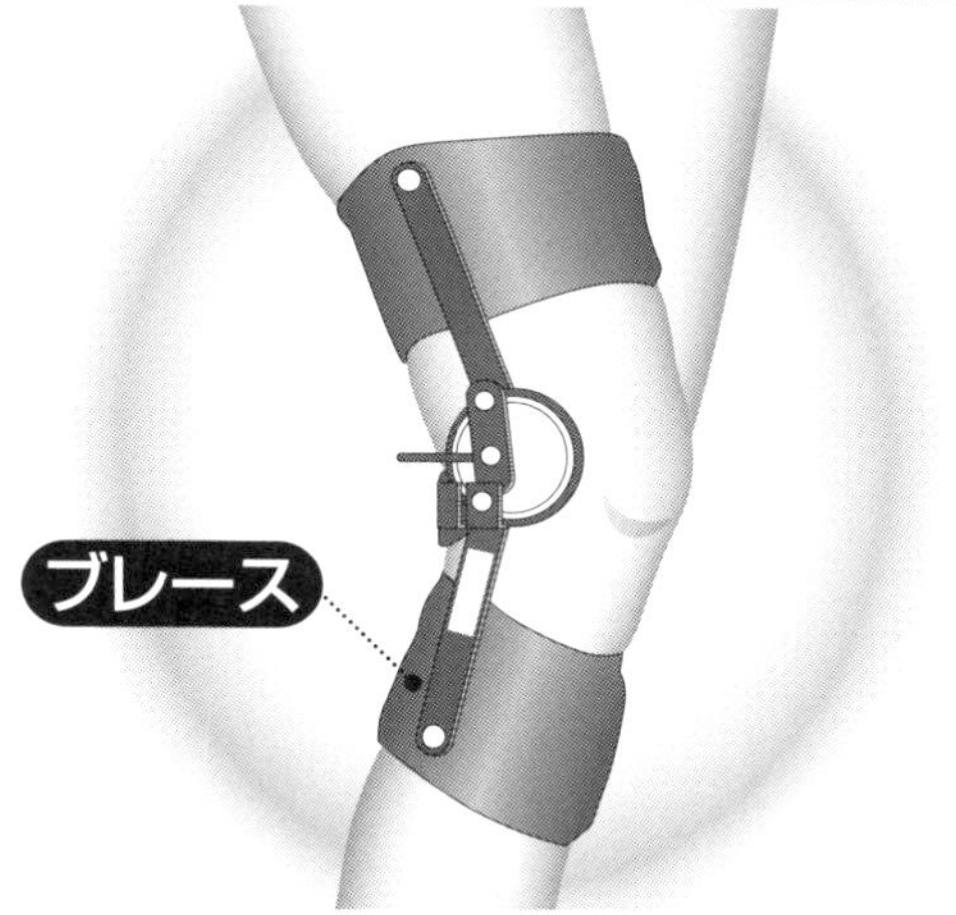

しかも、ブレースを作ってもらうのは大変です。ひざ関節の変形は患者さんごとに違うため、医師の処方箋《せん》に従い、オーダーメイドで作ることになります。専門業者によるひざの採寸が必要で、完成までに3週間ほど要し、費用は片足だけで約2万〜3万円（3割負担の場合）かかります。にもかかわらず、ひざ痛が改善しないのでは、患者さんはただの骨折り損です。

ですから、私はブレースをおすすめしません。

（黒澤 尚）

Q 76

ブレースを装着した結果、すり傷で悩む人が多いというのは本当ですか？

ブレースの装用ですり傷ができるのは本当です。

そもそも、ひざには、歩くだけで体重の約3倍（体重が50キロなら150キロ）もの負荷がかかります。これだけの重さをプラスチック製のフレームからできたブレースで支えきることは不可能です。

そのため、ひざ痛が改善しないばかりか、ひざ周辺にブレースがぶつかってすり傷ができ、痛みに悩まされることになります。**変形性膝《ひざ》関節症の人は、むしろブレースを装用しないほうが快適に生活ができるでしょう。**

なお、装具療法は、明治時代から行われている歴史の古い治療法です。

手っ取り早く痛みを解消する鎮痛薬がなかった当時としては、装具で外部からひざ関節を支えるくらいしかやりようがなかったのでしょう。今となっては時代遅れの治療法です。

（黒澤 尚）

Q 77 O脚の矯正には足底板がいいと聞きましたが？

装具療法に似た補助療法として、靴や靴下の底にしのばせる「足底板」があります。足底板は、物理的な作用で変形したひざ関節の角度を一定程度、補正できる治療法です。O《オー》脚になった変形を直すことはできませんが、これを用いるとひざへかかる荷重の方向が少し変わり、痛みが緩和される効果が得られます。

具体的には、足底板を使って足の外側を高くし、内側を低くします。こうすることで、ひざの内側に偏っていた負荷が軽くなって痛みが和らぐのです。

足底板には、靴の中へしのばせる中敷きタイプと、足裏に直接つける室内用タイプがあります。変形性膝《ひざ》関節症の進行を抑え、ひざ痛を改善するためには、外出するときも家にいるときも足底板を使用したほうがいいでしょう。

足底板で、変形したひざ関節の傾きを補正できるのは、初期（軽症）と中期（中等症）の患者さんです。変形がひどく進んだ末期（重症）の患者さんは、足底板を使っても改善効果は期待できません。

あくまで足底板は、ひざ痛を少し軽くする自助具と考えてください。

（黒澤 尚）

Q78 ひざのサポーターは使ったほうがいいのですか？

「サポーター」の着用は変形性膝《ひざ》関節症で起こるひざ痛のみならず、ひじ・手首・足首などさまざまな関節症の改善に役立つ装具療法です。

サポーターの着用は、ひざ関節を支えたり、矯正したりするためではなく、患部を温めることが目的です。変形性膝《ひざ》関節症の場合、ひざを積極的に温めることは、関節内の組織の新陳代謝（古いものが新しいものに替わること）を促し、炎症を鎮める効果が期待できるので、ひざ痛の改善に役立ちます。

また、ひざにサポーターを着用すると「ひざが守られている」という安心感が得られるのも利点でしょう。ひざ痛は、関節の変形のみならず、精神的なストレスで強まることもあります。ですから、安心感を得るのは重要なことなのです。

現在、さまざまなサポーターが市販されていますが、薄型で伸縮性や保温性の高い医療用タイプを選んでください。

ただし、運動療法を継続的に行うことが重要です。そうすれば、サポーターも外せるようになるでしょう。

（黒澤　尚）

Q79 温熱療法は効果がありますか？

ひざを温める「温熱療法」は、運動療法とともに、変形性膝《ひざ》関節症で起こる炎症サイクルの悪循環（110ジペーの図参照）を断ち切るのに有効な治療手段です。

ひざを温めると、炎症を起こしてるひざ関節の滑膜《かつまく》の新陳代謝（古いものが新しいものに替わること）が活発になり、炎症の原因となっている軟骨の摩耗粉《まもう》が排出されやすくなります。その結果、炎症が鎮まってひざ痛も和らぎ、ひざの曲げ伸ばしや日常動作がらくにできるようになって、いい循環が生まれるのです。

ですから、温熱療法と運動療法をセットで行うことが重要になります。

温熱療法には、医療機関などで行われている専用の機器を使った超音波やレーザーを照射する方法、家庭で行う温パックなどのセルフケアがあります。

入浴も、超音波やレーザーを照射する方法と比べて温熱効果に差はありません。私がおすすめしているお風呂での体操（115・116ジペーの図参照）も、お湯の温熱効果を利用したセルフケアです。また私は、変形性膝関節症の患者さんには、めんどうでなければ朝・夕の1日2回の入浴をすすめています。

（黒澤 尚）

Q 80 温熱療法を行う病院が減ったのはなぜですか?

温熱療法は急速に廃れ、整形外科であまり行われなくなりました。すでに大病院の整形外科では、ほとんど実施されていません。

その一番の理由は、診療報酬の改定で温熱療法は利益が出なくなったからです。温熱療法は、保険点数の分類でいうと「消炎鎮痛等処置（処置料）」に該当します。その保険点数は、わずか35点（1点につき10円）。再診料を加算すれば、いくらかマシになりますが、それでも金額にして1072円にすぎません。超音波やレーザーを発する特殊な機器の減価償却を考慮すると、たいした儲けにならないばかりか、もとを取れないこともあり得るわけです。

さらに、温熱療法には時間がかかります。超音波の場合、1回当たりの照射時間はおよそ20分。これでは、患者さんの多い大病院で敬遠されるのも無理はありません。

そもそも、患者さんがセルフケアとして自宅で温パックや入浴をしても、得られる温熱効果は同じです。実際のところは、医療行為としての役割を終えたということではないでしょうか。

（黒澤 尚）

Q81 整体やカイロプラクティックは効果がありますか？

整体、カイロプラクティックは、どちらも日本では法的資格のない民間療法に分類されています。その技術水準は施術者によってマチマチであり、治療を受けることで変形性膝《ひざ》関節症の改善が期待できるかどうかは、一概にはいえません。

中には、著しく技術水準の低い施術者もおり、骨折・脱臼《だっきゅう》・神経マヒなどの事故が起こる危険性も指摘されているので注意が必要です。

ただし、カイロプラクティックは、欧米を中心とする約40カ国で法的資格が認められています。最近は、海外に留学してカイロプラクティックの法的資格を取得している日本人も増えているようです。そのように専門教育を受け、確かな技術を身につけた人の施術を受ければ、ひざ痛が改善することがあるかもしれません。

いずれにせよ、民間療法である以上、整体やカイロプラクティックの施術を受けるかどうかは、**あくまで患者さんの自己責任になります。**

基本的には、整形外科で治療を続けることをおすすめします。

（勝野 浩）

Q82 鍼灸治療は効果がありますか？

変形性膝《ひざ》関節症には、鍼灸《しんきゅう》治療がある程度効くと考えられています。

ひざの周囲には多くのツボ（経穴）があり、ひざ関節に異常が起こると、これらのツボに圧痛、鈍麻（感覚が鈍くなること）、しこり、陥没などの変化が現れます。その変化の現れたツボを刺激することで、ひざ痛を和らげる効果が期待できるのです。

例えば、O《オー》脚でひざの内側が痛みやすい人の場合は、ひざのお皿（膝蓋《しつがい》骨）の下の内側にある「**内膝眼**《ないしつがん》」というツボへの刺激が効きます。

また、ひざに水（関節液）がたまる関節水腫《すいしゅ》のひざ痛では、ひざ下の内側にある「**陰陵泉**《いんりょうせん》」、ひざ下の外側にある「**陽陵泉**《ようりょうせん》」への刺激が有効です。

さらに、ひざ痛で階段の上り下りがつらい場合は、ひざのお皿の真上にある「**鶴頂**《かくちょう》」、ひざのお皿の下の外側にある「**外膝眼**《がいしつがん》」を刺激すると、ひざの曲げ伸ばしがスムーズになって痛みもらくになります。

最近は、鍼灸治療を取り入れている整形外科も増えています。興味のある人は、主治医に相談してみるといいでしょう。

（清水伸一）

Q83 病院でのリハビリを受けていれば、変形性膝関節症は治りますか？

変形性膝《ひざ》関節症の治療ではリハビリが欠かせません。

実際に、ＯＡＲＳＩ（国際関節症学会）の治療ガイドラインでは、非薬物療法としてリハビリなどのセルフマネジメントプログラム（実践教育）が推奨されています。

運動療法を中心としたリハビリを行うことで、ひざ周辺の筋力がアップするとともに、筋肉や靱帯《じんたい》がしなやかになり、ひざの曲げ伸ばしがスムーズになります。その結果、**①日常動作がらくにできる→②活動性が増す→③ひざをよく動かす→④ひざ関節に炎症が起こりにくくなる、という好循環が生まれる**わけです。

ただし、リハビリのすべてを理学療法士や作業療法士に任せきりではいけません。受け身の姿勢ではなく、患者さん自身が積極的にリハビリに取り組まなければ、ひざ痛の改善につながらないのです。

リハビリで体操やストレッチ（筋肉を伸ばして柔軟にする運動）などのセルフケアを教わったら、自宅でも毎日行ってひざを動かしましょう。

（清水伸一）

Q 84

リハビリで痛みが引いたら、どのようなことが次に必要ですか？

リハビリで変形性膝《ひざ》関節症の痛みが治まったのは、ひざ関節の滑膜《かつまく》の炎症が鎮まったからでしょう。とはいえ、油断してはいけません。また関節軟骨や半月板がすり減って滑膜に炎症が起こったら、ひざ痛が再発してしまいます。

ひざ痛の再発を防ぐためには、ひざに負担がかからない生活を心がけることが重要になります。具体的には、**重い物を持たない、長時間立ちっぱなしにならない、階段の上り下りでは手すりを使う、激しいスポーツはさける、高齢者は外出時に杖《つえ》やシルバーカー（歩行車）を利用する**といったことです。

また、食べすぎや運動不足による肥満も体重増加でひざに負担がかかるので、**適正体重をキープしなければなりません。**

ひざ周辺の筋肉や靱帯《じんたい》をしなやかにし、ひざ関節の可動域（動かせる範囲）を保つためにも、リハビリで教わった体操やストレッチ（筋肉を伸ばして柔軟にする運動）は引き続き自宅で続けることが大切です。

（清水伸一）

第7章

手術についての疑問 23

Q85 どのような場合に手術を検討すべきですか?

変形性膝《ひざ》関節症の治療では、基本的に保存療法（手術以外の治療法）を続けながら痛みを低レベルに抑え、立つ・歩く・座るといったＡＤＬ（日常生活動作）を維持していくことになります。今すぐ手術が必要になることは、ほとんどありません。とはいえ、数多くの人工膝関節置換《ちかん》術（151ﾍﾟｰｼﾞ参照）を手がけてきた私にいわせると、人それぞれ事情があり、手術を実施したほうがいい場合もあります。

例えば、働き盛りの人がひざ痛で歩くことすらままならない状態では、活動的で実りある人生は望めません。また、ひざ関節の変形が進んだ高齢者が、一生ひざ痛に悩まされ、日常動作に難儀しなければならないのも酷な話です。そのような人は、手術を検討したほうがいいでしょう。

ただし、人工膝関節置換術を受けられる人は、インプラント（人工関節）の耐用年数から以前は60歳以上とされていました。ところが現在では、インプラントの耐用年数がかなり延びたため、60歳未満の人でも人工膝関節置換術を行うことが増えてきています。

（黒澤 尚）

Q86 受けていい手術・受けてはいけない手術があると聞きましたが、本当ですか？

変形性膝《ひざ》関節症の手術法には、いくつかの術式があります。主な術式は、①高位脛《けい》骨骨切り術（145ジペー参照）、②関節鏡手術（149ジペー参照）、③人工膝関節置換《ちかん》術（151ジペー参照）です。

変形性膝関節症を根治するためには、③人工膝関節置換術を受けるのが最も確実ですが、この術式は一応60歳以上の人が対象とされます。そのため、60歳未満の比較的若い患者さんは、ほかの二つの術式を選ぶこともあります。

ここで注意しなければならないのは、変形性膝関節症の手術には受けていいものと、受けてはいけないものがあること。**受けていい術式は①高位脛骨骨切り術と③人工膝関節置換術、受けてはいけない術式は半月板を切除する関節鏡手術です。**

ふつう、変形性膝関節症の手術で半月板を切除するような処置はかえってひざを悪くする処置です。というのも、安易に半月板を取り除いてしまうと、かえってひざ関節の変形が悪化することがあるからで、今は禁忌《きんき》とされています。

（黒澤　尚）

Q 87 変形性膝関節症のどれくらいの人が、手術を受けていますか？

変形性膝《ひざ》関節症で手術を受けている人は、考えられているほど多くありません。

左ページの図をご覧ください。これは、ひざ痛の重症度と患者数の分布を示したピラミッド図です。図の上に行くほど重症であることを示しています。

現在、変形性膝関節症の患者さんは約３０００万人と推計されています。そのうち、手術が必要になるのは、図の上端部分の約７万人にすぎません。つまり、**手術を受けている人の割合は全体の１％未満**ということになります。

そもそも、変形性膝関節症の患者さんは、軽症や中等症の人が大半を占めており、重症の人は比較的少数です。ですから、患者さんの実態としては、ひざ関節の変形がさほど進んでおらず、痛みやひざの可動域（動かせる範囲）の制限も深刻でない人のほうが圧倒的に多いと推察されます。

したがって、変形性膝関節症になったら運動療法を中心とする保存療法（手術以外の治療法）を行い、重症化を防ぐことが肝心です。

（黒澤 尚）

手術が必要になる患者さんの割合は1%未満

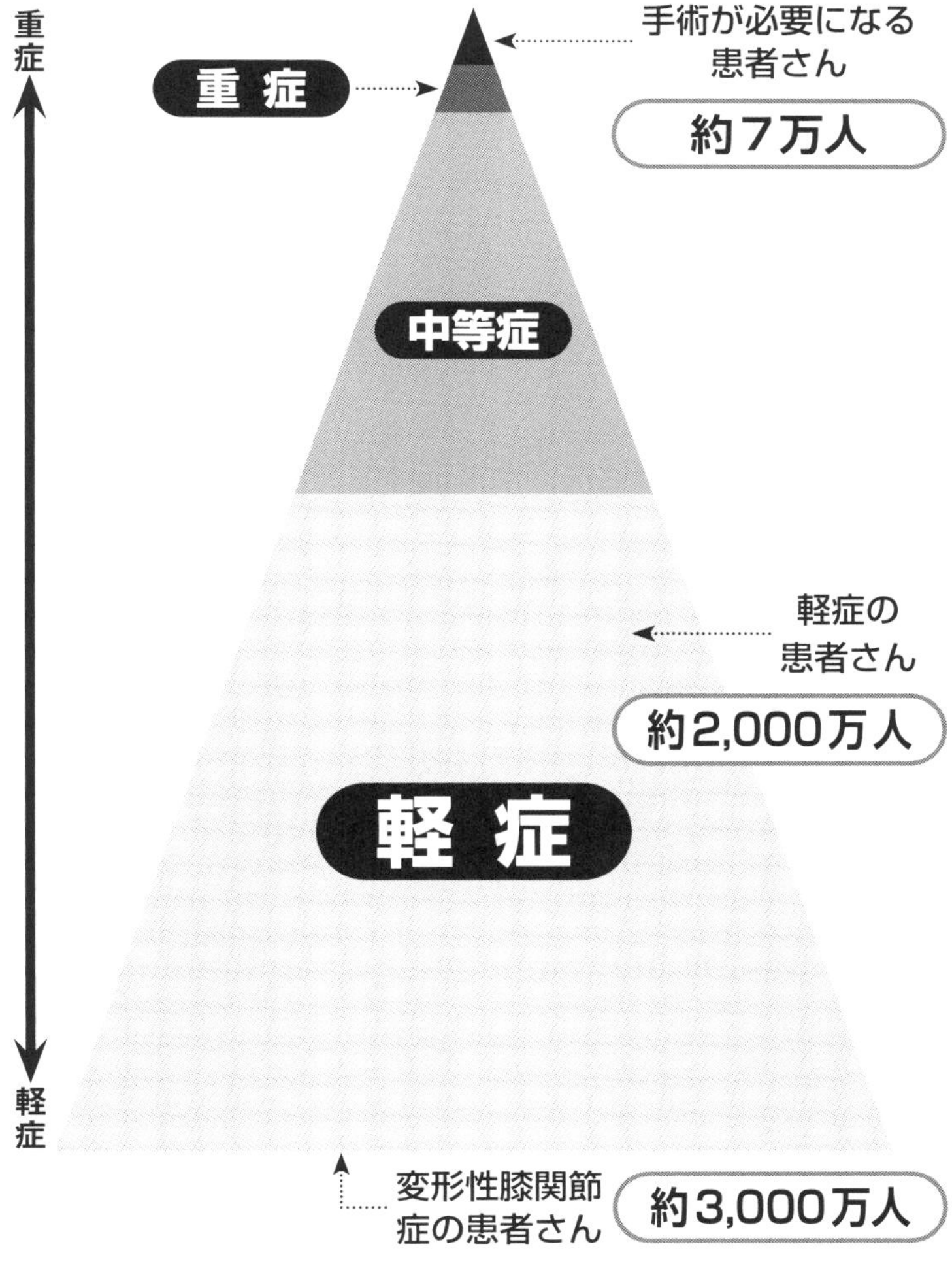

ほとんど（99%以上）のひざ痛は
保存療法で改善できる

Q88 今すぐ手術を受けてらくになりたいのですが、お願いすれば手術は受けられますか？

手術の実施件数が多い大病院なら、患者さんが医師に強く訴えれば、すぐにひざ痛の手術を受けられることがあるかもしれません。

しかし、重度の変形性膝《ひざ》関節症の患者さんを専門的に治療している私の場合、患者さんがどれだけ「今すぐ手術してほしい」と懇願しても、すぐに手術は行いません。**手術を検討する前に、自力でできる保存療法を3カ月間試すように指導しています。**

もともと人間には、体を健康な状態に戻す自然治癒《ちゆ》力が備わっています。医療は、その自然治癒力を引き出す手段にすぎません。ですから、私は、患者さんに保存療法を真剣に試してもらいます。実際、ひざ痛は手術をしないで治る人が多いのです。手術を選ぶのは、三つの自力ケア（Q89参照）を試してからでも遅くはありません。

手術には、痛みを取り除く効果がありますが、万能ではありません。合併症のリスクを伴うほか、体にメスを入れるので少なからず患者さんの体に負担がかかります。手術は、あくまでもひざ痛治療の最終手段です。

（巽 一郎）

Q 89
手術待ち患者の半数が自力ケアで手術回避できたと聞きました。どんな方法ですか？

私は、手術を希望する変形性膝《ひざ》関節症の患者さんに三つの自力ケアを必ず行ってもらいます。それは、①減量、②O《オー》脚を正す歩き方、③太ももの筋肉強化です。

まず、①減量では腹8分目の食事量を心がけてもらいます。次に、②O脚を正す歩き方では、かかとから着地して足の小指を浮かせながら親指に体重を乗せて歩いてもらいます。すると、ひざの内側に重心がかかり、自然にO脚が矯正されるのです。

そして、③太ももの筋肉強化では、**「足指握り」**を指導しています。足指握りのくわしいやり方については、140ページを参照してください。

足指握りをやると、ひざを支えている太もも前面の大腿《だいたい》四頭筋が強化されます。大腿四頭筋は、誰もが持って生まれた「天然のサポーター」です。大腿四頭筋を鍛えて、その機能を回復させれば、ひざ痛の大幅な改善が期待できます。

三つの自力ケアを実行した患者さんは、痛みが10～20％に軒並み改善。ほかの病院で手術をすすめられた患者さんの半数以上が、手術を回避しています。

（巽 一郎）

太ももの筋肉を強化する足指握りのやり方

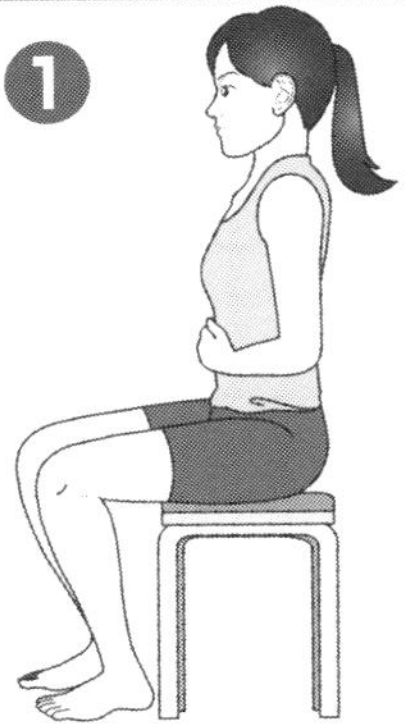

❶ イスに浅く腰かけて、両手をおなかに当てる。呼吸は止めずに、腹筋の力でおなかをへこませる。

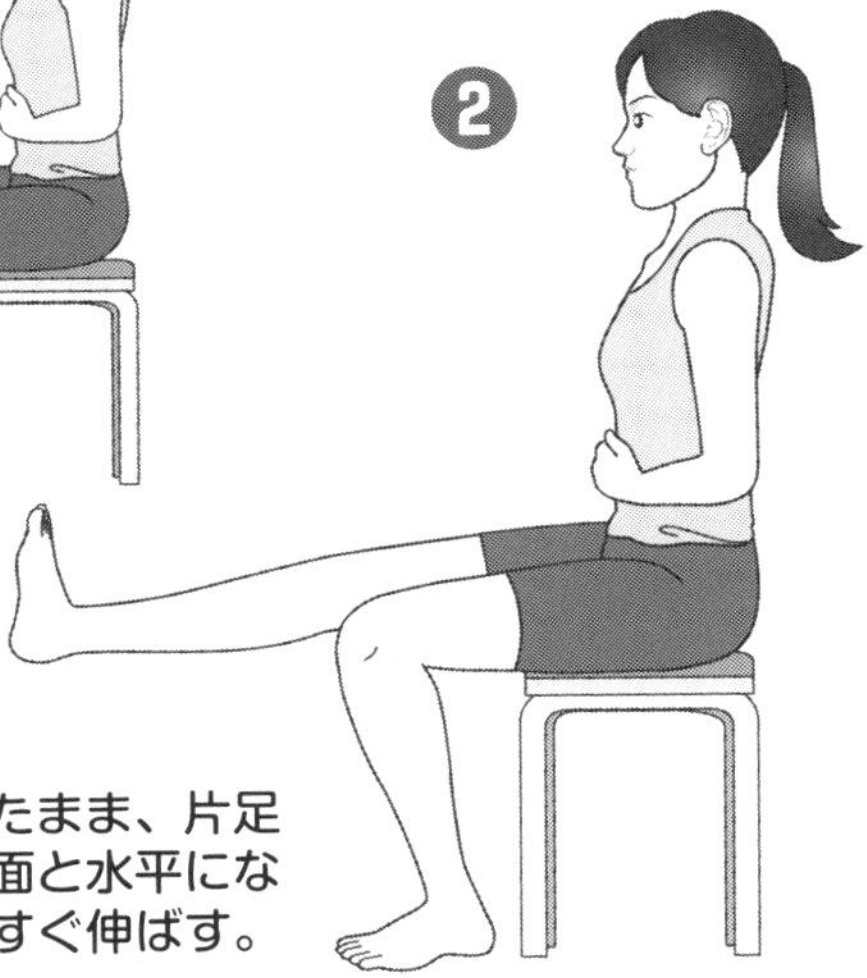

❷ ❶の状態を保ったまま、片足を持ち上げて、床面と水平になるように足をまっすぐ伸ばす。

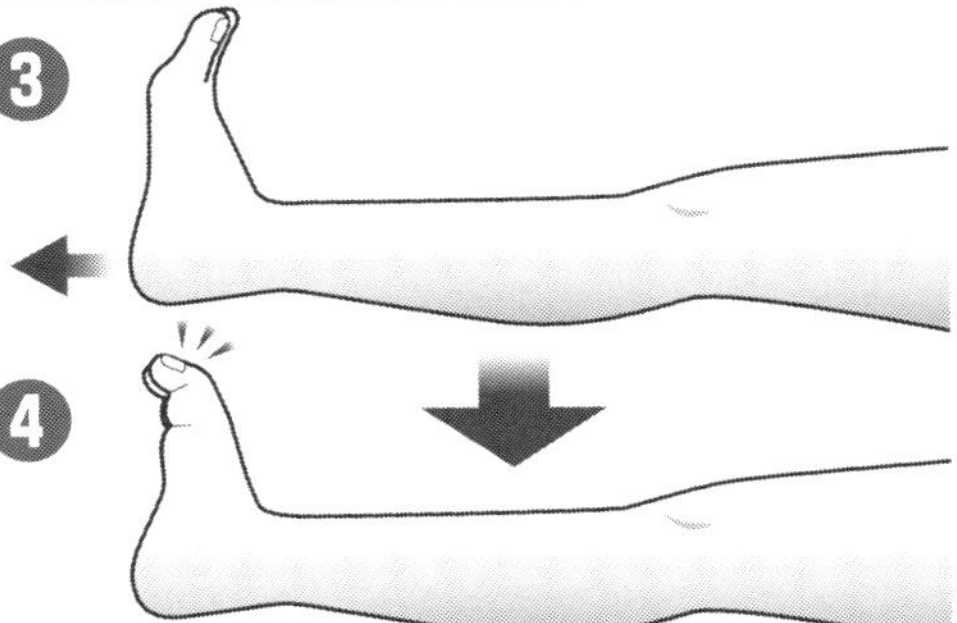

❸ ❹ かかとを足裏方向へ押し出すように力を入れ、ふくらはぎの筋肉を伸ばしながら、足指をギュッと握る。この状態を3秒間保つ。

※1回行ったら、もう一方の足で❷〜❹を行う

※足指握りは、左右両足交互に30回ずつ行うのを1セットとして、朝・昼・晩の食前に各1セットずつ行う。体操の途中で疲れたら休憩を挟んでもかまわない

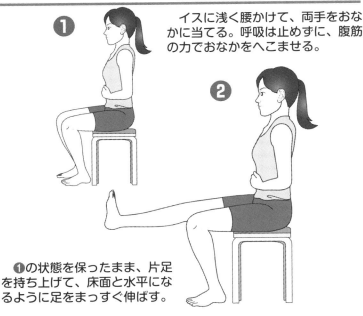

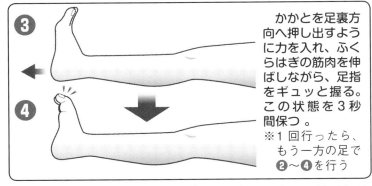

Q90 手術を受ければ変形性膝関節症は完治しますか？

手術の目的がひざ痛の解消であるなら、通常は手術を受ければ痛みは軽減ないし消失します。**特に、ひざ関節の接合部をインプラント（人工関節）に入れ替える人工膝《ひざ》関節置《ち》換《かん》術を受ければ、つらいひざ痛から解放されることがほとんどです。**また、歩行困難だった人も、ふつうに歩けるようになります。

ただし、手術を受けるとなれば、体にメスを入れ、筋肉を切開したり、骨を削ったりしなければなりません。患者さんに精神的また体力的な負担がかかることは、前もって覚悟しておいたほうがいいでしょう。

また、低下したＡＤＬ（日常生活動作）を回復するためには、手術後のリハビリに励む必要があります。手術を受ければ、それで終わりというわけではありません。

さらに、それぞれの手術法に一長一短があることも理解しなければなりません。例えば、高位脛《けい》骨《こつ》骨切り術では長期的に見ると再手術が必要になる場合があり、人工膝関節置換術ではひざ関節の可動域（動かせる範囲）が狭くなることがあります。このようなことを踏まえ、手術を受けるかどうかを検討する必要があります。（齋藤知行）

Q 91 手術をすすめられましたが、セカンドオピニオンを活用すべきですか？

変形性膝《ひざ》関節症と診断されてから保存療法（手術以外の治療法）を続けても、ひざ痛が改善せず、歩行が困難になれば、医師から手術をすすめられます。

医師の説明に十分納得された場合は、手術を受けたほうがよいでしょう。しかし、「手術は受けたくない」「保存療法を続けたい」と希望する場合は、ほかの病院の医師に「セカンドオピニオン」（専門的な知識を持った第三者の意見）として相談する方法もあります。**最近は、多くの整形外科医がセカンドオピニオン外来を行っています。**

これを利用する場合は、自分の希望を主治医に伝え、紹介状や診療情報提供書を事前に用意してもらいます。そのうえで、セカンドオピニオン外来を行っているほかの整形外科医に予約を入れて受診します。前もって相談したい内容をノートなどにまとめて整理しておくといいでしょう。セカンドオピニオンを終えたら後日、自分の考えを主治医に伝え、今後の治療方針を決めることになります。

なお、セカンドオピニオンは保険適応外で自由診療扱いになります。

（齋藤知行）

Q92 手術に熟練した医師を探す方法はありますか？

もし、みなさんが経験豊富な医師に執刀してほしいと希望する場合には、インターネットで病院の診療実績を調べるといいでしょう。変形性膝《ひざ》関節症の手術件数の多い病院は、それだけ熟練した医師がいる可能性が高いといえます。

また、変形性膝関節症の患者さんが、インターネット上に闘病体験をつづったブログも参考になるでしょう。手術の体験談から、変形性膝関節症の手術に熟練した医師を探すことができると思います。

インターネット以外の手段としては、かかりつけの医師に「手術の上手な整形外科医を紹介してほしい」と率直に尋ねてもよいと思います。評判がよく、信頼できる医師を知っていれば、教えてもらえるでしょう。

しかし、たとえ名医が見つかったとしても、自宅から通えないような遠い病院では受診は難しいものになります。変形性膝関節症の手術を受けて退院したあとは、経過観察やリハビリも重要となります。ですから、自宅から無理なく通院できる、実績のある病院で手術を受けられたほうがよいでしょう。

（齋藤知行）

Q93 手術を受けるさい、事前に確認しておくべきことはありますか？

現在、日本では「インフォームドコンセント」（術前説明）といって、医師が患者さんへ事前に手術内容を説明することになっています。

具体的には、手術方法、手術の目的、期待できる効果、麻酔の方法、自己血貯血（輸血用に自分の血液を術前に採血して保管すること）の必要性、合併症・後遺症が起こり得るリスクなどに関する説明です。患者さんは、医師の説明に同意したら書類に署名をします。変形性膝《ひざ》関節症の手術前にもインフォームドコンセントが行われ、術後のリハビリも含めて細かな説明があります。

注意すべきは、合併症のリスクについての説明です。特に、人工膝関節置換《ちかん》術では、ひざ関節をインプラント（人工関節）に入れ替える大がかりな処置が行われるので、術前に細菌感染の有無を十分に確認することが大切です。血行性感染（体のほかの部位からの感染）で起こることも多いので、虫歯、歯槽膿漏《しそうのうろう》、足の蜂窩織炎《ほうかしきえん》や水虫のある人はインフォームドコンセントのさいに医師に伝えましょう。

（齋藤知行）

Q94 高位脛骨骨切り術とは、どのような手術ですか？

「高位脛《けい》骨骨切り術」は、脛骨（すねの骨）のひざ関節に近い部分で楔《くさび》状に骨を切除し、変形性膝《ひざ》関節症の人に多いO《オー》脚を矯正する手術法です。具体的な手術の手順は、患者さんに全身麻酔をかけてから、ひざ下の皮膚をメスで切開し、靱帯《じんたい》などをはがして脛骨を露出させ、予定していた角度で骨を楔状に切除します。すきまを閉じて、レントゲンで大腿《だいたい》骨と脛骨のなす角度を見て予定どおり矯正されていることを確認後、上下の骨をチタンプレートとネジで固定。十分に洗浄してから切開部を縫合して手術は終了です。

手術にかかる時間は、片ひざ当たり1～2時間。手術の1週間後から少しずつ体重をかけ、3週間程度で全体重をかけられます。杖《つえ》歩行が安定し、階段を数段上り下りできることを確認し、退院となります。入院期間は4週間が目安になります。

高位脛骨骨切り術の利点は、ひざ痛が全快するうえ、ひざの可動域（動かせる範囲）が手術前とほぼ同じに保たれることです。ただし、切った部分の骨がつくまで10～12週間かかり、手術後しばらく痛みが残りますが、徐々に消失します。そのため、手術後のリハビリが難しく、慎重に行わなければなりません。

（齋藤知行）

Q95 高位脛骨骨切り術を受けたほうがいいのは、どんな人ですか？

高位脛《けい》骨骨切り術の適応となるのは、ひざ関節の変形が進んでいない人です。ひざ関節の変形がひどく進行した人は、この手術の適応となりません。

一般的に、高位脛骨骨切り術は、人工膝《ひざ》関節置換《ちかん》術を受ける患者さんよりも若い、65歳未満の患者さんに行われることが多い術式です。

高位脛骨骨切り術は、手術後の日常生活には制約がなく、杖《つえ》なしで普通に歩けるようになり、人によっては山登りや農作業といったひざに負担のかかることも行えます。年齢が若くて活動的な生活を望む人に向いている手術法といえるでしょう。

ただし、高位脛骨骨切り術には、加齢とともにO《オー》脚をきたし、痛みが再発することがあるという問題点があります。実際に、この手術法を受けてから10～15年後には、約30％の人にひざ痛が再発すると報告されています。

ひざ痛が再発する場合、たいていの人は70歳に達しているので、再手術は人工膝関節置換術を受けることになります。

（齋藤知行）

Q96 高位脛骨骨切り術には術後の回復が早い術式があると聞きました。どんな手術ですか？

従来の高位脛《けい》骨骨切り術（専門的にはClosed Wedge法という）は、手術のさいに腓《ひ》骨（脛骨の外側の骨）を部分的に切除する必要があり、神経や血管を損傷する危険性が問題視されていました。また、手術で切った骨がつくまでに2～3カ月かかり、その間に筋力が低下したり骨粗鬆症《こつそしょう》性変化が進んだりする恐れもあります。

そこで最近では、より小さな皮膚切開ですみ、手術後の回復も早い新方式（専門的にはOpen Wedge法という）が行われるようになっています。

この新方式では、脛骨上部の内側から骨に斜めに切り込みを入れ、骨の外側の部分（骨皮質）をつなげた状態で骨切り部を徐々に開き、O《オー》脚を矯正します。広げた部分に楔《くさび》状の人工骨（トリリン酸カルシウム）を挿入し、チタン製プレートで固定します。

新方式の利点は、腓骨の部分切除が不要のため、神経や血管を損傷する心配がないことです。また回復が早く、1週間ほどでひざに体重をかけることができ、筋力が落ちることがないので、リハビリも比較的らくに行えます。

（齋藤知行）

Q97 関節鏡手術とは、どのような手術法ですか？

「関節鏡手術」は、全身麻酔をしてから、ひざの周辺に1チセン程度の切開口を2～3カ所開けてカメラのついた関節鏡を挿入し、炎症の原因となるこすれ落ちた軟骨や断裂した半月板、炎症をきたした滑膜《かつまく》などを取り除き、ひざ痛を改善する手術法です。

一般的に関節鏡手術は、スポーツによる外傷や、変形の初期・中期の患者さんに行われます。特に、滑膜の炎症が強くてひざに水のたまる人や、半月板損傷、関節遊離体（関節ネズミ）が見られ、ひざ痛の原因がはっきりしている人に有効です。

関節鏡手術の最大の利点は、切開が小さくてすみ、患者さんの体力的負担が少ないことです。手術の翌日から歩くことができ、2～3週間後には通常の生活に戻れます。ちなみに、手術から6カ月以上にわたって痛みのない状態が続けば、除痛効果が長く持続するといわれています。

また、関節鏡手術は、糖尿病や心臓病などの持病があるといった理由で大がかりな手術を行えない患者さんにも適応できます。なお、年齢制限はありませんが、比較的若い人に適している手術といえるでしょう。

（齋藤知行）

Q 98 半月板を切除する関節鏡手術を医師からすすめられたら、受けるべきですか？

私は、変形性膝《ひざ》関節症の患者さんの加齢によって変性断裂した半月板を関節鏡手術で切除することに反対します。というのも、関節鏡手術で安易に半月板を取り除くと、手術後、ひざ関節の変形が急速に進行し、ひざ痛が再発することが多いからです。

そもそも、外傷による半月板損傷と、変形性膝関節症の患者さんに多い加齢による半月板変性断裂は全く違います。関節鏡手術が行われるべきなのは、スポーツなどの激しい運動が原因で半月板が割れたり、裂けたりした場合です。

にもかかわらず、近年は、ＭＲＩ（磁気共鳴断層撮影）検査が広く行われるようになり、ひざ関節内の半月板の状態が手に取るようにわかるようになりました。そのため、加齢による半月板変性断裂が見つかると、「割れた半月板が痛みの原因です。関節鏡手術で取り除きましょう」とすすめる医師もいます。

加齢による半月板変性断裂は、老化現象の一種なので放っておいても問題はありません。むしろ、温存したほうがひざの機能を保つことに役立ちます。

（黒澤 尚）

Q99 半月板手術で、ひざ痛がかえって悪化した人がいるというのは本当ですか？

変形性膝《ひざ》関節症で関節鏡視手術を受け、加齢による変性断裂で割れたり裂けたりした半月板を取り除くような処置を受ける患者さんが以前はいました。

しかし、それでひざ関節の変形がストップするわけではありません。むしろ、半月板を取り除いてクッション機能の低下したひざ関節は、手術後、いっそう変形しやすくなります。そのため、手術前よりもひざ関節の変形が急速に進み、ひざ痛が再発し、かえって症状が悪化するケースが少なくないのです。

特に、中高年の人は、半月板が加齢によってボロボロに割れていることが多く、縫い合わせが難しいため、関節鏡視手術を受けたら大部分が取り除かれます。そうなったら、ひざ関節の変形が急速に進むのも無理はありません。

15～20年ほど前から、こうした事実が整形外科医の間で少しずつ知られるようになり、今では変形性膝関節症の患者さんを対象とした関節鏡手術はむしろ行ってはならない手術となっています。

（黒澤 尚）

Q100 人工膝関節置換術とは、どのような手術ですか？

「人工膝《ひざ》関節置換《ちかん》術」は、ひざ痛治療で最後の砦《とりで》となる手術法で、変形したひざ関節の骨をクロム・コバルト合金やポリエチレンなどからできたインプラント（人工関節）に入れ替えます。具体的には、大腿骨《だいたい》（太ももの骨）と脛骨《けい》（すねの骨）のそれぞれの接合部にインプラントを装着するのです。やり方は、ひざ関節の一部のみ入れ替える「片側置換術」、接合部を丸ごと入れ替える「全置換術」に分かれます。

ここでは、主に行われる全置換術の手順を説明しましょう。まず、全身麻酔（あるいは腰椎《ようつい》麻酔）をかけ、念入りにひざを消毒し、メスで切開してひざ関節を露出。次に、大腿骨と脛骨の変形した接合部を取り除いて整形します。そして、仮のインプラントでひざ関節の曲げ伸ばしや靭帯《じんたい》の張り具合を確認してから、本番のインプラントを骨に設置します。最後に傷口を縫い合わせて閉じれば完了です。

人工膝関節置換術でひざ痛が解消すれば、ＡＤＬ（日常生活動作）が劇的に向上して、ふつうに生活ができるようになります。末期の変形性膝関節症には「これに勝るひざ痛の手術法はない」と私は確信しています。

（黒澤　尚）

Q 101

現在50歳ですが、人工膝関節置換術を受けられますか？

人工膝《ひざ》関節置換《ちかん》術は、誰でも受けられる手術法ではありません。適応になるのは、原則60歳以上。さらに、痛みの強さ、ひざ関節の変形の程度によって行われるかどうかが決まります。また、人工膝関節置換術は体への負担がかなり大きいので、心臓や肝臓・腎《じん》臓に問題のある人は慎重な評価が必要になります。

これら条件の中で、特に重視されるのは患者さんの年齢です。**ひざ関節のひどい変形が認められ、痛みが強くて日常生活に支障があれば、60歳未満で人工膝関節置換術を受けられる場合もありますが、基本的に50歳の人は適応外になります。**

年齢が重視されるのは、インプラント（人工関節）に耐用年数があるからです。以前は、インプラントの耐用年数は20～25年程度と考えられていました。日本人の平均寿命は男性約81歳、女性約87歳なので、そこから逆算すると人工膝関節置換術を受けられるのは60歳以降となるわけです。しかし現在では、耐用年数は25～35年と考えられるようになり、60歳未満の人にもこの手術を行うことがあります。（黒澤 尚）

Q 102 人工膝関節置換術を受ければ、ひざの曲げ伸ばしが自在にできるようになりますか？

人工膝《ひざ》関節置換《ちかん》術を受けると、ひざ痛は完全に消失し、歩行能力も回復します。しかし、ひざ関節を人工関節に入れ替えるため、ひざの柔軟な曲げ伸ばしが困難になり、ひざの可動域（動かせる範囲）は大幅に制限されます。

ですから、残念ながら手術後は通常、床にしゃがんだり、正座をしたりすることはできません。治療成績としては、手術後にひざが１００度以上曲がれば合格点。これは、無理なくイスに座れる角度です。

手術後にどれだけひざが曲がるようになるかは個人差があり、中には60度程度までしか曲がらない人もいます。ひざがこの程度までしか曲がらないと、イスに座ったときに両足を前に突き出すような姿勢になり、電車やバスの座席を利用しづらくなります。

こうしたひざの曲がりの制限は、インプラントの性能ではなく、むしろ患者さんが手術前にひざをどれだけ動かせたかに比例します。そのため、手術前にひざ関節の変形が進んでいた人ほど、ひざの曲がりは悪くなります。

（黒澤　尚）

Q103 人工膝関節置換術には術後の回復が早い術式があると聞きました。どんな手術ですか？

現在、人工膝《ひざ》関節置換《ちかん》術は、ひざ関節の変形した接合部を丸ごと入れ替える「全置換術」が主流です。しかし、全置換術では大がかりな手術が必要になり、患者さんの体力的な負担が重く、入院期間やリハビリ期間も長くなるという問題点があります。

そこで近年は、変形がひどい部分だけをインプラント（人工関節）に入れ替える「**単顆《たんか》片側置換術**」（以下、片側置換術）が広く行われています。この片側置換術なら**7チセン程度の皮膚切開で行えるので、骨を削る量や出血が少なく、患者さんの体力的な負担はかなり軽減され、入院期間、リハビリ期間も短くなります。**

片側置換術は、軟骨のすり減りがひざ関節の内側・外側どちらかに限定している人、日常生活の活動性が低い人、体重が軽い人、高齢の人などに適しています。

ただし、片側置換術は、長期的には手術をした反対側の部分に変形が生じやすいと報告されています。また、全置換術に比べてインプラントの耐用年数がやや短く、再手術が必要になる可能性が比較的高くなります。

（齋藤知行）

Q104 人工膝関節置換術が適応外となるほど重症です。あきらめるほかありませんか？

人工膝《ひざ》関節置換《ちかん》術の目的は、ひざ痛を解消し、ADL（日常生活動作）を回復して活動的な日常を取り戻すことです。

しかし、変形性膝関節症が末期まで進行した患者さんの中には、足腰の筋力がひどく衰えてしまった要介護レベルの人もいます。これでは、人工膝関節置換術を受けても日常動作がままならない状況に変わりはありません。

そこで私は、体力がひどく衰えた末期の患者さんに、まず運動療法として「足上げ体操（イス方式）」（111ジペー参照）を行うようにすすめています。これは足を上げ下げする簡単な体操ですが、毎日2回ずつ行うだけで太もも前面の大腿《だいたい》四頭筋や、腹筋、殿筋（お尻《しり》の筋肉）が強化され、立ち上がり動作がらくにできるようになります。

実際に、私の患者さんの中には、しばらく足上げ体操を実行して衰えた足腰を鍛え直したことで、人工膝関節置換術を受けられた人がたくさんいます。末期まで変形して寝たきりになった人も、あきらめずに運動療法を試してください。

（黒澤　尚）

Q 105 手術は1度行えば、再手術が必要になるようなことはありませんか？

変形性膝《ひざ》関節症の手術を一度受けても、再手術になるケースがあります。

まず、高位脛《けい》骨骨切り術の場合は、自分のひざがそのまま残っているので、手術後、年月とともにひざ関節の軟骨のすり減りが進行することでO《オー》脚が再発したり、ひざの外側の痛みが新たに生じたりして、再手術が必要になることがあります。

次に、関節鏡手術の場合は、ひざの変形を根本的に正すものではありませんので、痛みが再発すれば再び手術が必要になることがあります。人工膝関節置換《ちかん》術の場合、術後に歯槽膿漏《しそうのうろう》、胆のう炎や膀胱《ぼうこう》炎などが生じ、なんらかの原因で体力や免疫力が低下すると細菌が血管の中に入り、インプラント（人工関節）に付着すると感染をきたし、再手術を受けなければなりません。また、人工関節の耐用年数の問題からインプラントの劣化などにより再手術が必要になる可能性も指摘されています。

ただし、近年では、人工関節の材質の改良や、手術手技の向上によりインプラントの耐用年数は延びており、劣化による再手術の可能性は低くなっています。（齋藤知行）

Q 106 退院後はどのように過ごせばいいのですか？

変形性膝《ひざ》関節症の手術を受けて退院してからしばらくは、ひざに負担をかけるような動きや姿勢はさけなければなりません。

走ったり、跳びはねたり、重い荷物を持ち運んだりするのはもってのほかですが、階段の上り下りやトイレでの立ち上がりでは手すりを使うなどの配慮が必要になります。また、ひざを床につける立ちひざのような姿勢は厳禁です。

ふつう、変形性膝関節症の手術を受けてから日常生活を問題なく送れるようになるまでに、少なくとも3カ月はかかります。その間は、リハビリや運動療法に励みながら、穏やかに毎日を過ごすように心がけてください。

手術から3カ月ほどたち、ひざに痛みを感じなくなったら水泳などの軽めのスポーツを行ってかまいません。ただし、テニスやサッカーのように急に動いたり、止まったりすることをくり返す激しいスポーツは、ひざに大きな負担がかかるので行わないでください。野外でのレクリエーションは、平地を歩く程度ならかまいませんが、下り坂を降りるときにひざに負担がかかるので注意しましょう。

（勝野 浩）

Q107 手術後、どんな運動を行うといいのですか?

変形性膝《ひざ》関節症の手術後は、できだけ早く体を動かすことがすすめられます。早期の運動が重要なのは、寝たきりによる筋肉の衰えや血栓症を防ぐためです。人工膝関節置換《ちかん》術を受けた場合でも、手術の翌日か翌々日にはベッドから車イスに移乗したり、ひざの曲げ伸ばしの練習を始めたりします。

手術の数日後からは、本格的なリハビリが始まります。具体的には、CPM（持続的関節他動訓練器）という器械を使ってひざの曲げ伸ばしを訓練したり、平行棒で歩行練習をしたりします。そして、杖《つえ》を使って歩けるようになったら退院となります。

とはいえ、手術後はひざ周辺の筋肉が攣縮《れんしゅく》（ひきつること）しており、ひざの曲げ伸ばしがやりづらくなっているので、しばらくの間は通所リハビリや、セルフケアとして運動療法を続けなければなりません。

退院後に行うセルフケアとしては、「足上げ体操（イス方式）」（111ジペー参照）やプールでの水中歩行がすすめられます。杖なしで歩けることを目標に、こうした軽めの運動を積極的に行うといいでしょう。

（勝野 浩）

第8章

日常生活とセルフケアについての疑問21

Q
108

ひざの痛みが強いときは、なるべく安静を心がけるべきですか？

ひざ痛が強く現れるのは、ひざ関節の滑膜《かつまく》が炎症を起こしているからです。変形性膝《ひざ》関節症になって激しく痛むときは、滑膜の炎症がある程度治まるまで安静を心がけたほうがいいでしょう。

しかし、ひざが痛いからといって、いつまでも安静にしたままではいけません。ひざを動かさない不活発な生活が続くと、やがて足腰の筋力が低下し、歩くことはおろか、立つことすらままならない状態に陥ります。

ＡＤＬ（日常生活動作）の低下を防ぐためにも、**痛くない範囲でひざを動かしたり、ひざに負担のかからない体操を行ったりしたほうがいいでしょう。**

なお、変形性膝《ひざ》関節症でひざ痛が強くなるのは、ひざに体重をかけたときや、ひざを曲げ伸ばししたときです。安静にしていてもひざが痛い場合は、化膿《かのう》性関節炎、関節リウマチ、痛風、偽《ぎ》痛風、大腿《だいたい》骨顆《か》部骨壊死《えし》などほかの病気の可能性が考えられます。心当たりのある人は、早めに医師に相談してください。

（清水伸一）

Q 109 ひざを動かすことは、どれくらいセルフケアで重要ですか？

スポーツ選手は、練習や競技の前に必ず入念にストレッチなどの準備運動を行い、体を動かしたあとは整理運動で筋肉をクールダウンさせます。そうすることでケガの予防になり、同時に最高の身体能力を発揮できるのです。

変形性膝《ひざ》関節症の患者さんも同じで、日常生活の中でこまめにセルフケアを行い、ひざを動かすかどうかで、ひざの状態や痛みの度合いが違ってきます。

セルフケアでひざを動かすと、ひざ関節内で軟骨に栄養を供給する関節液の巡りがよくなるほか、筋肉がほぐれたり、靭帯《じんたい》の弾力性が回復したりする効果を得られます。それにより、ひざ痛が低レベルに抑えられ、ひざの曲げ伸ばしがスムーズになって日常動作をらくに行えるようになるのです。朝のセルフケアを準備運動として、夜のセルフケアを整理運動として行うことをおすすめします。

ただし、セルフケアでひざを動かすときは、滑膜《かつまく》の炎症が悪化しないように注意してください。穏やかな運動を無理のない範囲で行いましょう。

（清水伸一）

Q 110 イスやベッドの洋式生活はひざにやさしいので、極力すべて取り入れるべきですか？

変形性膝《ひざ》関節症の診断を受けると、たいてい医師から洋式の生活をすすめられます。というのも、和式の生活では、しゃがんだり、正座をしたりする機会が多く、そのたびに、ひざに大きな負担がかかるからです。

それに対して、イスに座ったり、ベッドに寝たりする洋式の生活では、しゃがみ込む動作がほとんどありません。そのため、ひざにかかる負担を大幅に減らせ、その分、ひざ痛を緩和でき、ひざ関節の変形の進行も抑えられるのです。

ですから、和室で暮らしている人は、畳にしゃがみ込んで座ったり、布団を敷いて寝たりする和式生活を改め、イスやベッドを使う洋式生活を取り入れたほうがらくに暮らせるでしょう。

トイレも、昔ながらのしゃがむ和式タイプではなく、座って用を足せる洋式タイプに替えたほうが、ひざにかかる負担は断然小さくてすみます。

洋式生活の注意点は、スリッパを履かないようにすることです。そもそも、変形性膝関節症で足腰の衰えている人の多くは、足もとに力が入らずにヨロヨロとしています。そんな人が、底のツルツルとした滑りやすいスリッパを履いて家の中を移動すると転倒の危険が大きくなります。特に高齢者は、転倒による大腿骨《だいたい》（太ももの骨）の骨折で寝たきりになりやすいので気をつけなければなりません。

そこで私は、変形性膝関節症の患者さんに、スリッパの代わりに足裏に滑り止めのついた靴下を家の中で履くようにすすめています。これなら、滑って転倒する心配がなく、寒い冬でも足もとを保温できます。

ところで、洋式の生活がすすめられるのは、ひざ関節の変形が進行してひざ痛がひどい人です。痛みが軽ければ、和式の生活を改める必要はありません。

実は、生まれつき洋式の生活を送っている西洋人は、日本人に比べてひざを深く曲げるのが苦手といわれています。西洋人は、しゃがんだり、正座をしたりする習慣がないため、ひざの可動域（動かせる範囲）が狭くなっているのでしょう。

畳の上に座ったり、床にしゃがんだりした状態から立つ動作は、ひざを大きく曲げ伸ばしするので、むしろ軽症の変形性膝関節症の患者さんにとってはいい屈伸運動になります。また、足腰の筋力をキープすることにも役立ちます。

和式の生活にも、それなりの利点があることを忘れてはいけません。（清水伸一）

Q111 寝ながらひざを支える筋肉を強化できると聞きましたが、どんな方法ですか？

現在、ひざ痛の運動療法として広く行われている「ひざラク体操」は、もともと手術後に寝たきりだった患者さんの廃用症候群（長期間使わないことで生じる心身の機能低下）を防ぐために、私が考案したリハビリ体操がベースになっています。

ひざラク体操には、Q69で紹介した「足上げ体操（イス方式）」のほかにも、**あおむけで行う「足上げ体操（あおむけ方式）」**（左ジペーの図参照）があります。

あおむけで行う足上げ体操は、床と水平に伸ばした片足のかかとを10チセン上げるだけの簡単なトレーニング法ですが、ひざを支える太もも前面の大腿《だいたい》四頭筋や、腰と太ももをつないでいる腸腰筋などの筋肉が効率よく鍛えられます。

別バージョンの**「足の横上げ体操」**（166ジペーの図参照）も併せて行うといいでしょう。これをやると太もも外側の外側広筋や、腰の横にある中殿筋が強化されます。

どちらの体操も片足ずつ両足で行ってください。コツは、足を上げ下げする動作をゆっくり行うこと、上げ下げする足のひざをまっすぐに伸ばすことです。（黒澤 尚）

足上げ体操（あおむけ方式）のやり方

❶ あおむけに寝て、右ひざをまっすぐ伸ばす。左足のひざは直角以上に曲げて立てる。両手は力を抜いて、自然に体の左右に置く。

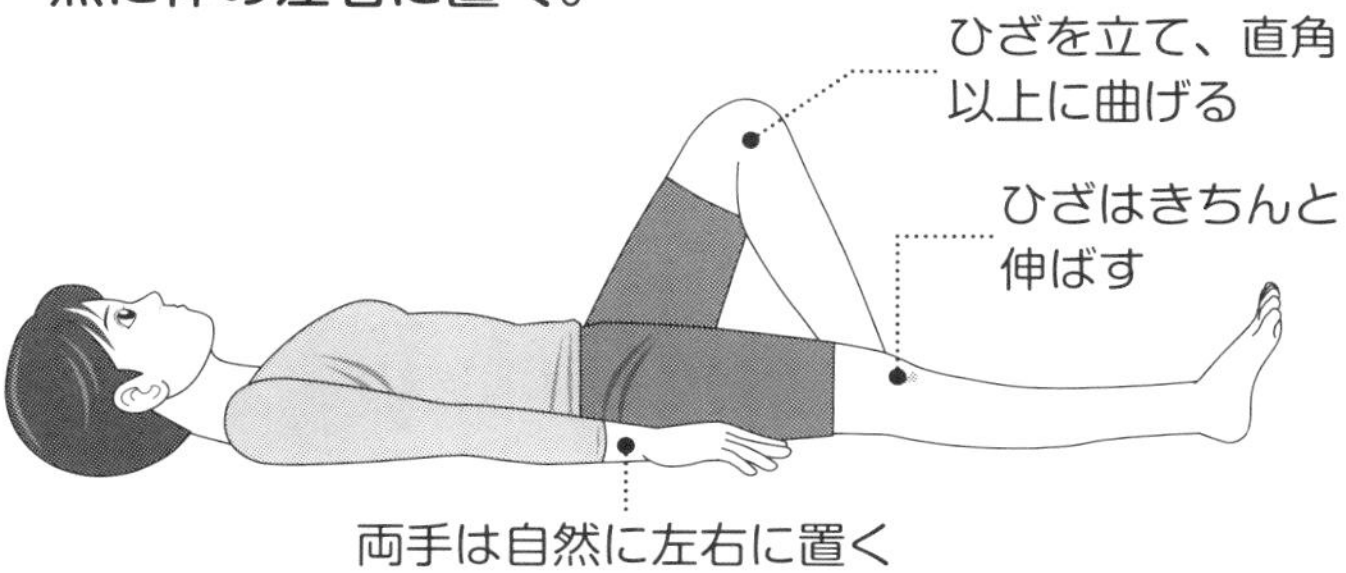
ひざを立て、直角
以上に曲げる
ひざはきちんと
伸ばす
両手は自然に左右に置く

❸ ❶と❷を20回くり返す。

❷ 右ひざをまっすぐ伸ばしたまま、床から約10センチのところまでゆっくりと上げ、約５秒間静止。右足を❶の位置までゆっくり下ろし、２～３秒間休む。

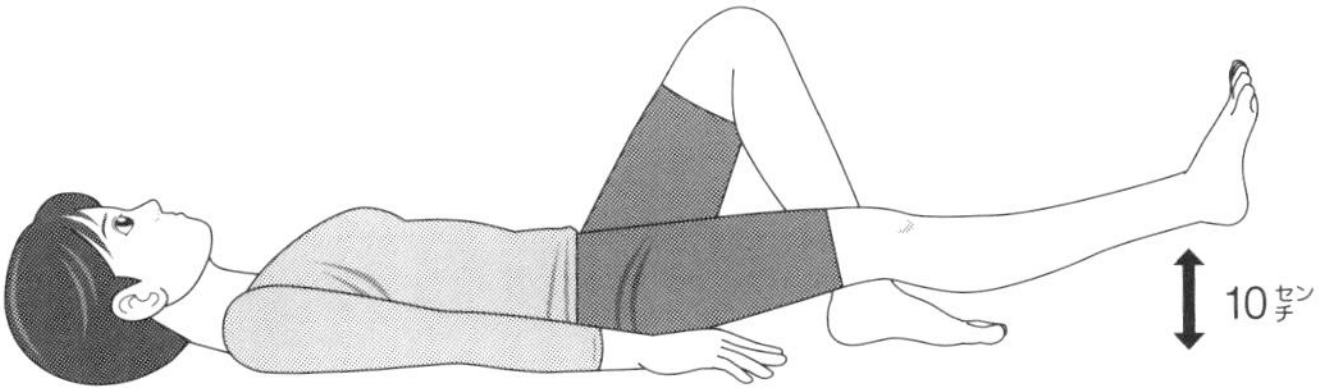
10センチ

※❶❷を20回くり返したら、今度は左足についても同様に行う（左右どちらの足上げから始めてもいい）。効力アップ法として上げる足に重り（アンクルウエイト）をつけるのも有効（166ページ参照）

足の横上げ体操のやり方

❶ 横向きに寝て、右ひざを直角に曲げ、
左ひざをまっすぐ伸ばす。

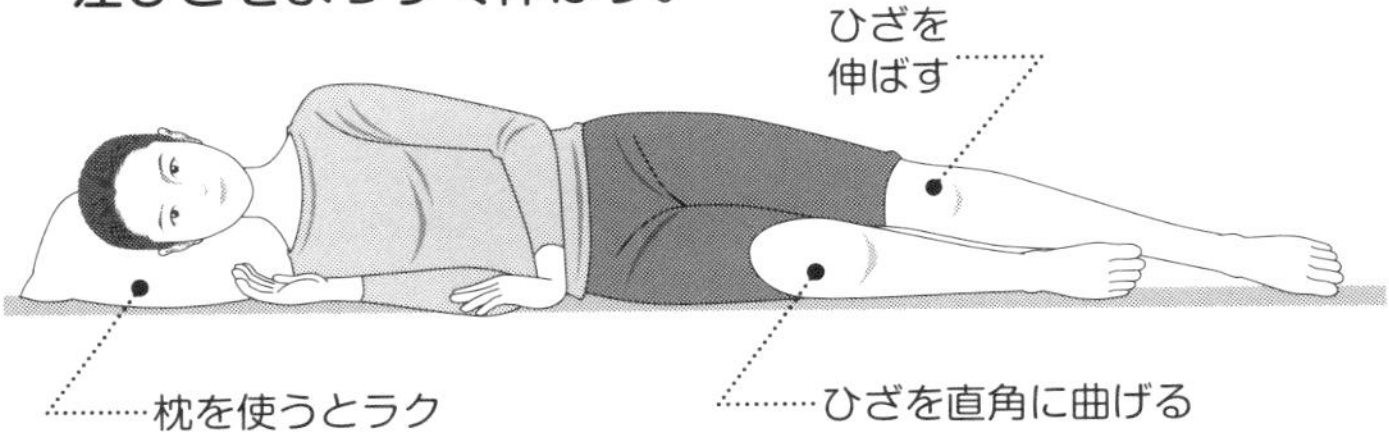

❸ ❶と❷を
20回くり返す。

❷ 左足をゆっくりと上げ、床から約10《センチ》のところで約5秒間静止。左足をゆっくりと❶の位置に下ろし、2～3秒間休む。

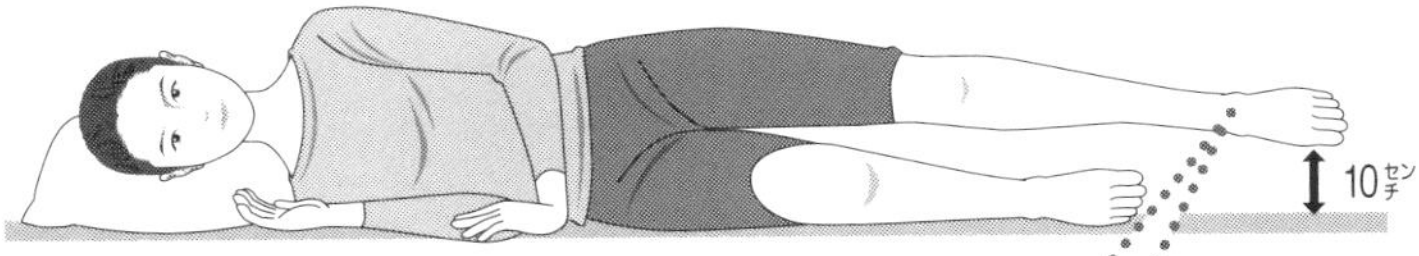

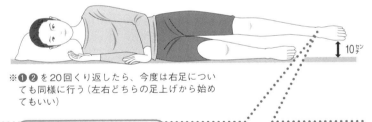

※❶❷を20回くり返したら、今度は右足についても同様に行う（左右どちらの足上げから始めてもいい）

効力アップ法

20回くり返すことがらくにできるようになったら、重りをつけて行うといい。重りは500《グラム》くらいから始め、慣れてきたら1《キロ》にチャレンジしよう（ただし、無理は禁物）。

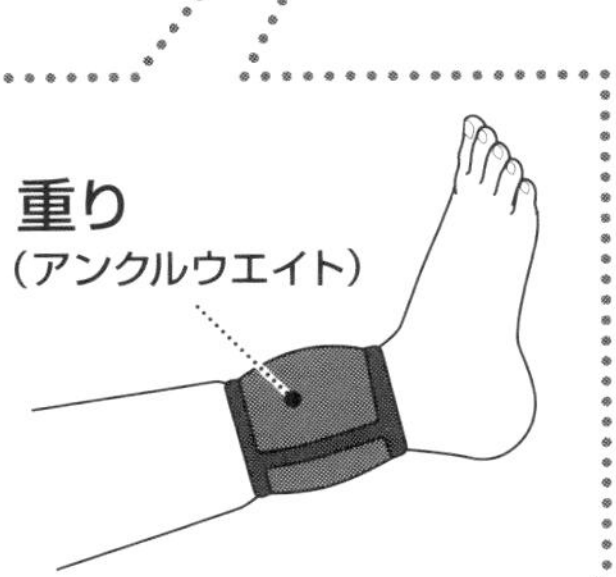

Q 112 イスに座りながらひざ軟骨を回復できると聞きましたが、どんな方法ですか？

これまで、関節の軟骨細胞は再生能力が乏しく、いったんすり減った軟骨はもとに戻らないと考えられていました。

そんな中、「貧乏ゆすり体操」（168・169ジペーの図参照）で軟骨細胞に適度な刺激を加えると、すり減った軟骨の修復・再生が促されることが判明したのです。

そのエビデンス（医学的な根拠）を世界で初めて証明したのは、私の恩師である故・井上明生《いのうえあきお》先生（久留米大学医学部整形外科名誉教授）でした。井上先生は、貧乏ゆすり体操で股《こ》関節の軟骨が再生することを証明したのですが、私は、これを変形性膝《ひざ》関節症の治療にも応用できるのではないかと考えました。

そこで、実際に変形性膝関節症の患者さんにセルフケアとして指導し、自宅で試してもらったところ、MRI（磁気共鳴断層撮影）検査でひざ関節の軟骨の再生を確認できる人が続出したのです。

大阪大学大学院の研究グループが行った試験でも、ひざ関節の軟骨細胞に適度な刺

●寝て行うパターン

❶ 床や布団の上に、あおむけに寝る。

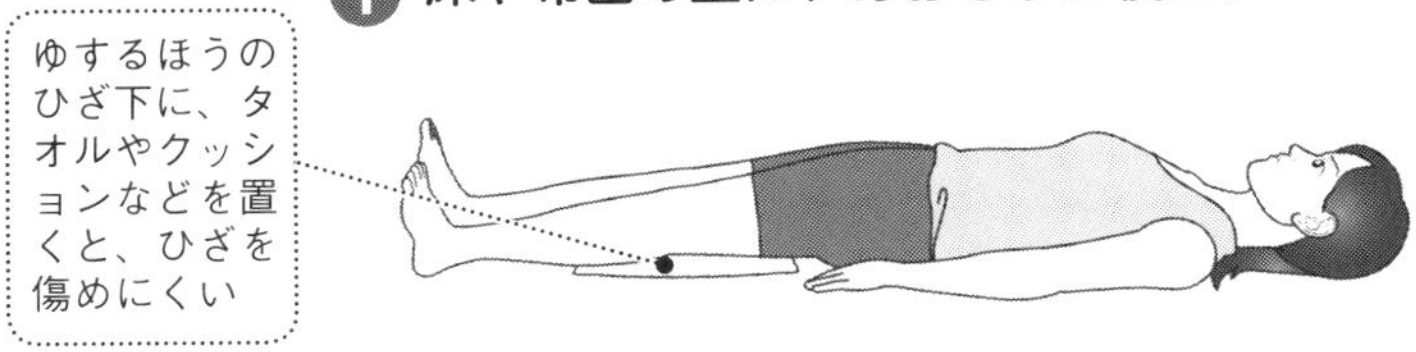
ゆするほうのひざ下に、タオルやクッションなどを置くと、ひざを傷めにくい

❷ かかとを床に着けたまま貧乏ゆすりをする要領で、ひざを小刻みに上下にゆする。

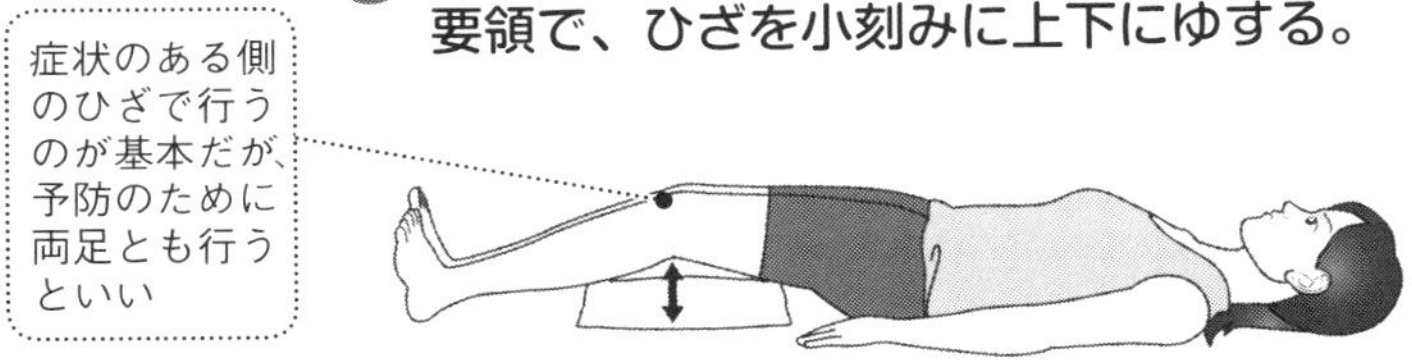
症状のある側のひざで行うのが基本だが、予防のために両足とも行うといい

激を与えたら、軟骨の修復・再生を促進する物質が増加したと報告されています。

貧乏ゆすり体操をやると、ひざ痛の改善効果も期待できます。**軟骨の再生には半年から数年かかりますが、痛みの改善は早ければ2～3週間で実感できます。**

貧乏ゆすり体操には、いくつかのパターンがありますが、左ページのイスに座って行う「基本パターン」がおすすめ。これならテレビを見ながら行うこともできます。上の「寝て行うパターン」もあるので、起床後や就寝前はこちらを実行してください。

ポイントは、ひざを小刻みに上下へゆすることです。また、こまめに何度も行い、1日に合計1時間以上やることを目標にしてください。

（齋藤吉由）

貧乏ゆすり体操のやり方（基本パターン）

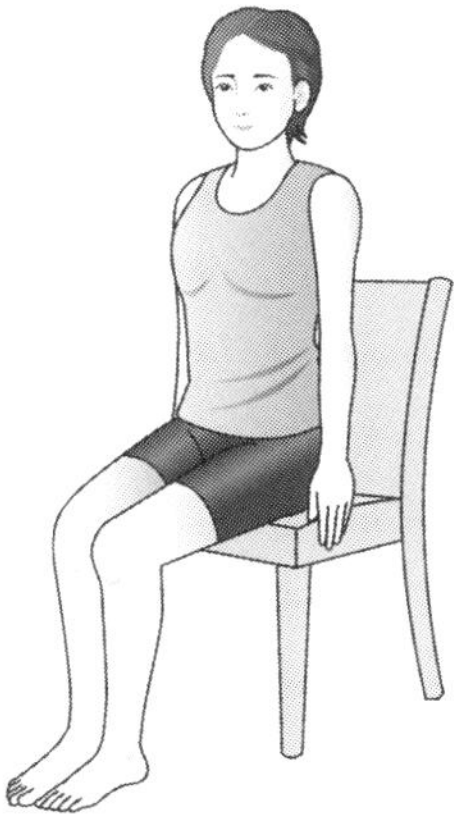

❶ イスに浅めに腰かける。

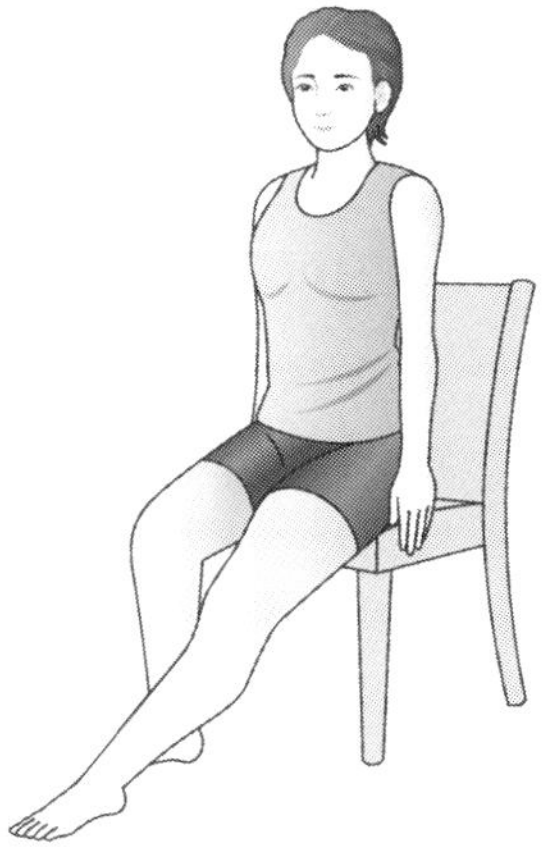

❷ ゆする足のひざを伸ばし、床にかかとを着ける。

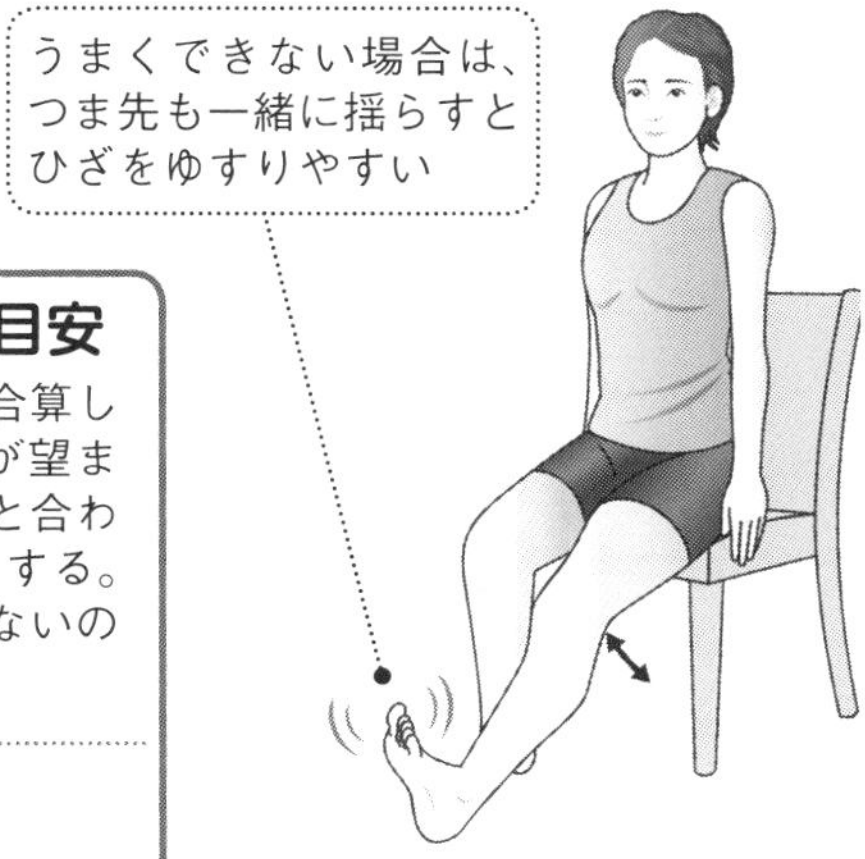
うまくできない場合は、
つま先も一緒に揺らすと
ひざをゆすりやすい

❸ かかとを床に着けたまま、ひざを小刻みに上下にゆする（両足で同様に行う）。

●行う時間・回数の目安

効果を得るためには、合算して1日1時間以上行うのが望ましい。寝て行うパターンと合わせて1時間以上を目標とする。1回3分程度でもかまわないので断続的に行うといい。

●注意点

痛みがあるときは行わない。実行中に痛みが出たらすぐに中断し、らくになったら再び行う。

Q
113

痛みが強いときは冷やすべき？ それとも温めるべきですか？

変形性膝《ひざ》関節症で起こるひざ痛は、基本的にひざを温めて対処します。ひざを温めると、血流が盛んになり、それとともに痛みの原因となる発痛物質なども排出され、痛みが和らぐのです。

ひざを温める方法には、整形外科などで行われる赤外線や超音波、ホットパックなどを用いた温熱療法があります。家庭では、入浴したり、湯たんぽ・温湿布を用いたりする方法がおすすめです。外出時のひざの保温には、レッグウォーマーやひざ掛けが役に立つでしょう。

ただし、**ひざが激しく痛み、熱や腫《は》れを伴っているときは、ひざを冷やさなければなりません。**というのも、ひざが激しく痛むときにはひどい炎症が起こっているからです。ひざを冷やせば、徐々に熱や腫れが引いて痛みが鎮まります。

ひざを冷やす場合には、氷のうや冷湿布を用います。なお、**冷やして痛みが落ち着いてきたら、ひざを温めるようにしてください。**

（清水伸一）

Q114 イスから立ち上がるときにひざが痛みますが、防ぐ方法はありますか？

変形性膝《ひざ》関節症では、イスや床から立ち上がったり、歩きだしたりしたときに痛みが起こります。これは動きはじめたとき、ひざにかかる負担が大きくなるからです。

特に、変形性膝関節症の人は、イスに座る生活がすすめられるため（162ジペー参照）、イスから立ち上がったときの痛みをいかにして回避するかが重要になります。

ひざ痛を軽減する立ち上がりのコツはいくつかあります。

まず、**痛むひざ側の足に体重をかけないことです**。痛みのないひざ側の足に重心を置いて立ち上がるようにしましょう。そのさい、痛むひざ側のひじかけに手を置いて（右ひざが痛い場合は右側のひじかけに右手を置き、左ひざが痛い場合は左側のひじかけに左手を置く）立ち上がれば、いっそう痛みの軽減に役立ちます。

次に、**立ち上がる前に、イスに座って両足のひざ下をブラブラしたり、両足のかかとをトントンと上げ下げしたりすることも**おすすめです。そのようにすると関節液の巡りがよくなって半月板が潤い、クッション機能が高まって痛みが軽くなります。

ひざへの負担が少ないイスからの立ち方

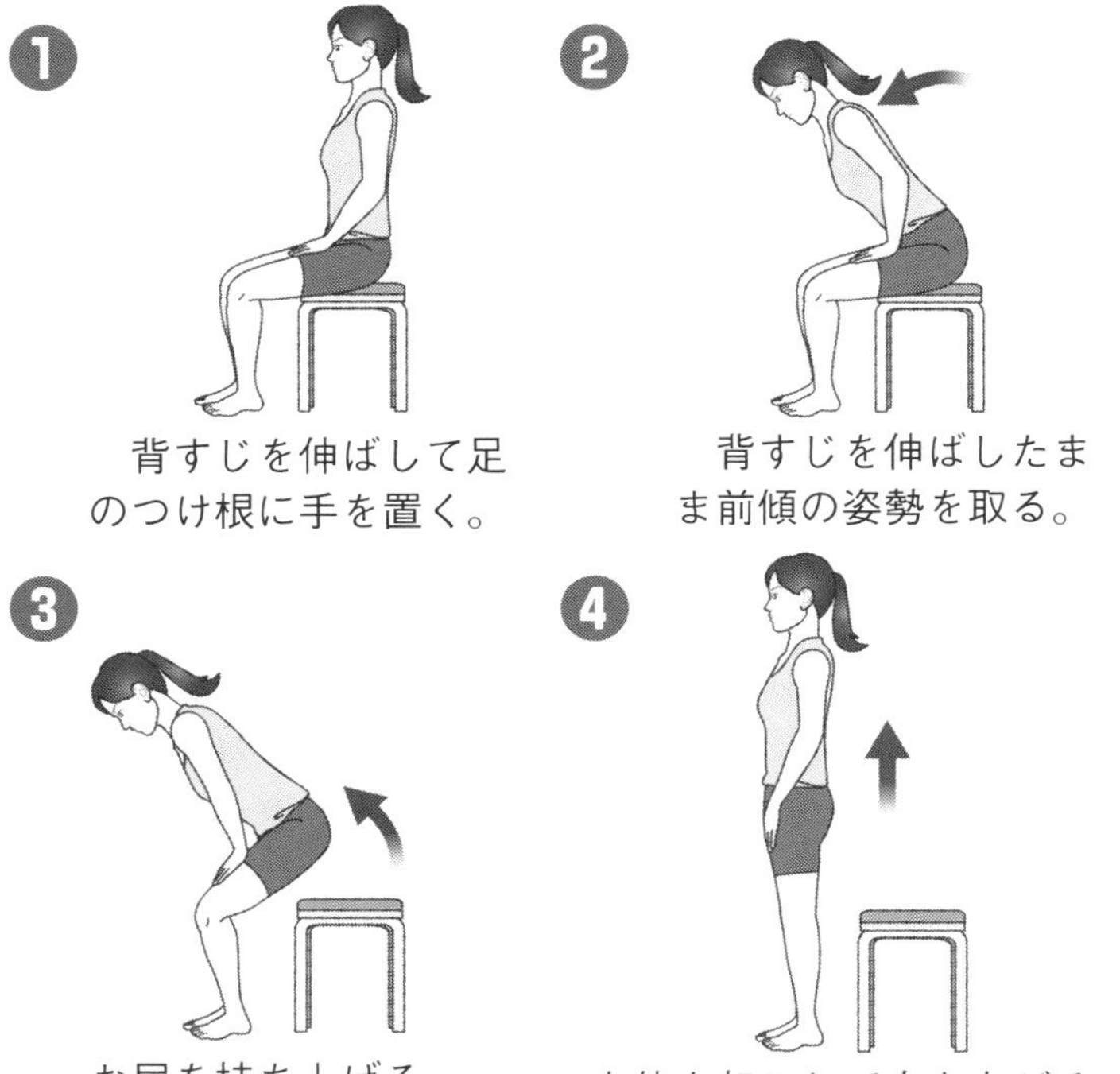

❶ 背すじを伸ばして足のつけ根に手を置く。

❷ 背すじを伸ばしたまま前傾の姿勢を取る。

❸ お尻を持ち上げる。

❹ 上体を起こして立ち上がる。

もう一つ重要なのは、**立ち上がりでひざにかかる負荷を分散することで**す。上の図のように、まず軽くおじぎをするように上半身を前に傾けてから立ち上がると、ひざにかかる負荷を腰やお尻《しり》、太ももの筋肉に分散できます。

イスに座るときも同様で、ひざを曲げる前におじぎのように上半身を前傾させ、お尻をゆっくりと下ろすと、らくに座れます。

（清水伸一）

Q 115 就寝時にひざへ大きな負担をかける姿勢があると聞きましたが、本当ですか？

就寝時、知らず知らずのうちにひざへ大きな負担がかかることがあります。

特に、**よくないのは、硬いベッドや布団の上での「うつぶせ寝の姿勢」**です。体が沈まない硬いベッドや布団の上でうつぶせになると、ひざが圧迫されるだけでなく、股《また》が開いてO《オー》脚になります。こうした姿勢で寝ていると、変形性膝《ひざ》関節症の人は軟骨のすり減りが進んで、ひざ痛が悪化する原因になるのです

横向き寝の姿勢もあまりよくありません。特に、両足のひざをそろえずに寝ると骨盤がゆがみ、O脚がひどくなることがあります。

就寝時に、**ひざに負担をかけない姿勢は「あおむけ寝」**です。あおむけ寝なら、ひざが体の上にくるので圧迫されず、O脚も防げます。

あおむけ寝が苦手な人は、両足のひざをそろえて横向きに寝るか、軟らかいベッドや布団の上でうつぶせに寝てください。なお、軟らかすぎるベッドや布団は背骨がゆがむ原因になるので、適度に軟らかいタイプを選んでください。

（勝野 浩）

Q 116
ひざ痛のせいか、よく転倒をします。防ぐ方法はありますか？

ひざ痛があると、足の踏んばりが利かず、ふらついたり、転んだりします。転倒は足腰の骨折や、それを原因とする寝たきりを招くことがあります。

特に、変形性膝《ひざ》関節症の人は、ひざの曲げ伸ばしがスムーズにいかず、歩行能力も低下していることが多いので、転倒事故にはくれぐれも注意しなければなりません。

実は、転倒事故は屋外よりも家の中で起こることが多いのです。

家の中では、段差につまずいたり、足が滑ってふらついたりすることがよくあります。そのため、**転倒を防ぐためにバリアフリー（生活の支障となる障害を取り除くこと）を施すこと**が重要になります。

左ジペーに、家の中での転倒予防策を紹介しているので参考にしてください。

ポイントとしては、**階段、寝室、トイレ、浴室に手すりを設けること。また、足もとが滑らないように床に滑り止めのテープを貼《は》ったり、マットを敷いたりすることも**有効です。住み慣れている場所だからといって油断してはいけません。

（勝野 浩）

家の中での転倒予防策

階段

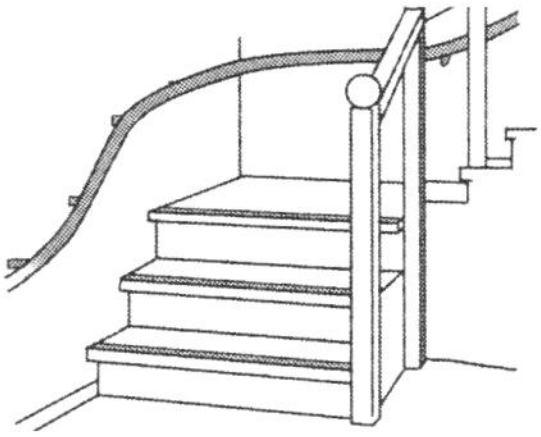

壁に手すりをつける。段差には滑り止めのテープを貼る。

ベッド

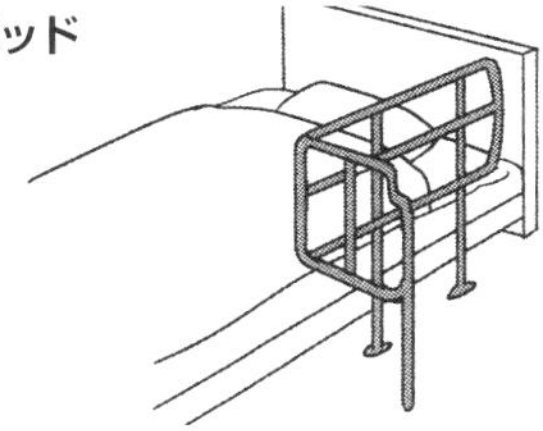

手すりや柵をつけ、睡眠中の転落や起床時のふらつきを防ぐ。

段差やコード

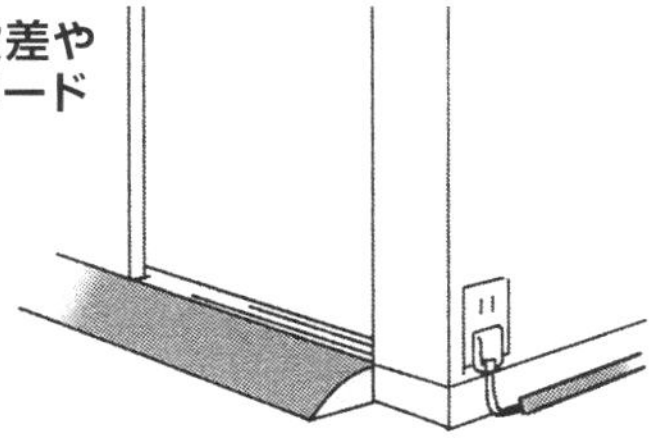

段差にはスロープを設置する。コードも壁にまとめておく。

ルームシューズ

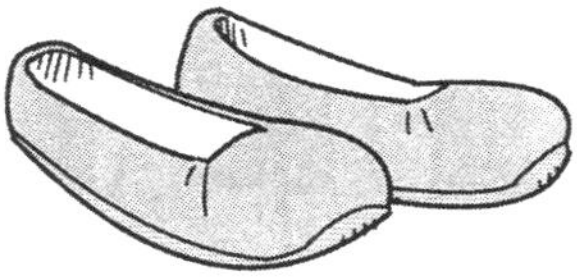

脱げて転ばないように、かかとまで覆うルームシューズを使う。

トイレ

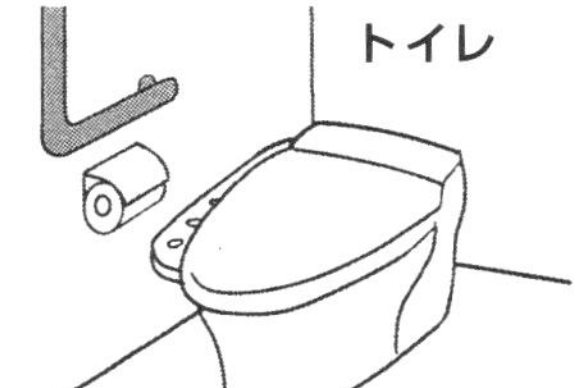

手すりをつけて、立ち上がったときのふらつきに備える。

風呂場

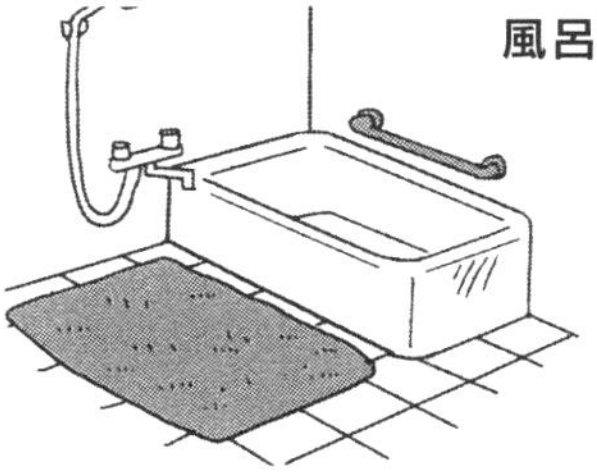

滑り止めマットを敷く。安全に浴槽に入るために手すりをつける。

Q 117

外出時などの日常生活で、ひざへの負担が軽い歩き方はありますか?

ひざ痛の改善には、適度な運動習慣が重要です。基本的には、自分の足で歩いて、足腰の筋力を維持することになります。

とはいえ、ウォーキングは薬にもなれば毒にもなります。ひざに負担をかけない歩き方を心がけなければ、かえってひざ痛は悪化してしまうでしょう。

変形性膝《ひざ》関節症の人におすすめなのは、「自然なウォーキング」です。これは、本人の実感として苦痛を伴わない歩き方のこと。たとえ腰が曲がっていても、歩幅が狭くヨチヨチ歩きでも、体が左右にゆれていても、足を引きずっていてもかまいません。それでひざ痛が現れず、少しでもらくに歩ければいいのです。

しかし、整形外科のリハビリでは、背すじを伸ばす、胸を張る、上半身は左右にゆらさない、体の軸をまっすぐに保つといった杓子《しゃくし》定規な歩行指導が行われます。こうしたことは理屈としては正しいのですが、患者さんの体の状態は一人ひとり違います。**実感としてらくな歩き方**を心がけましょう。

（黒澤 尚）

Q 118 階段をらくに上り下りできる歩き方はありますか？

階段の上り下りでは、高いほうの段に置いた足に体重の5～10倍の負荷がかかります。ですから、次のように階段を上り下りすると、ひざにかかる負担を減らせます。

●らくに階段を上る方法

階段を上るときには、痛まないほうの足を先に踏み出します。そして、痛むほうの足を先に踏み出した足と同じ段に置いて、両足をそろえます。

●らくに階段を下りる方法

階段を下りるときは、痛むほうの足を先に踏み出します。そして、痛まないほうの足を先に踏み出した足と同じ段に置いて、両足をそろえます。

このように、一段ずつ両足をそろえて上り下りすることを「一面二足歩行」といいます。痛むほうの足を下の段に置くことを意識し、一段ずつ階段を上り下りしてください。コツとしては、ひざと足先の向きをそろえて足を動かすことと、爪先《つまさき》から着地することです。

（勝野 浩）

Q119 杖の使用を医師からすすめられました。選び方や使い方を教えてください

歩くときにひざが痛む人は、自助具として杖《つえ》を使うといいでしょう。杖を使うと、ひざにかかる体重の負荷が分散されるので、らくに歩けるようになります。

最近は、ノルディックウォーキング用の杖のような2本杖も普及してきましたが、ちょっとした歩行の補助として利用するなら片手で持つ「**T字杖**」で十分です。

T字杖は昔から広く使われており、握りやすさや体重のかけやすさ、持ち運びのしやすさに優れています。変形性膝《ひざ》関節症で歩行時の痛みに悩まされている人は、T字杖を1本常備しておくといいでしょう。

T字杖は、地面についたときに持ち手の部分が大腿骨《だいたいこつ》（太ももの骨）のつけ根の高さにくるものを選びます。また、**杖の先にゴムがついていて、クッション性があると同時に滑りにくくなっているものがいいでしょう**。T字杖を使って歩くためのポイントについては、左ジペーの図を参照してください。

杖の代わりに、シルバーカー（手押し車）を利用するのもおすすめです。（清水伸一）

杖の選び方と使い方のポイント

杖の選び方・使い方

●身長に合わせる

●持ったとき、握り部分が腰の位置にくる高さ

●握り部分を選ぶ（握り部分は右手用・左手用に分かれているものもある）

●痛みのない側の手で杖を持つ

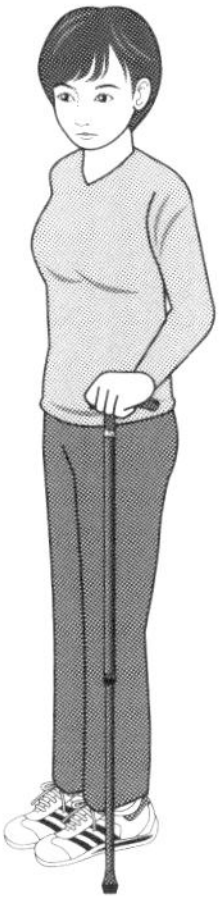

●そろえた足先から20センチぐらいのところに杖の先がくるように構える

利点

- ひざにかかる体重を軽減
- 転倒を防止する
- 歩ける範囲が広がる

欠点

- じゃまになる
- 老けて見られる

杖を使う歩き方

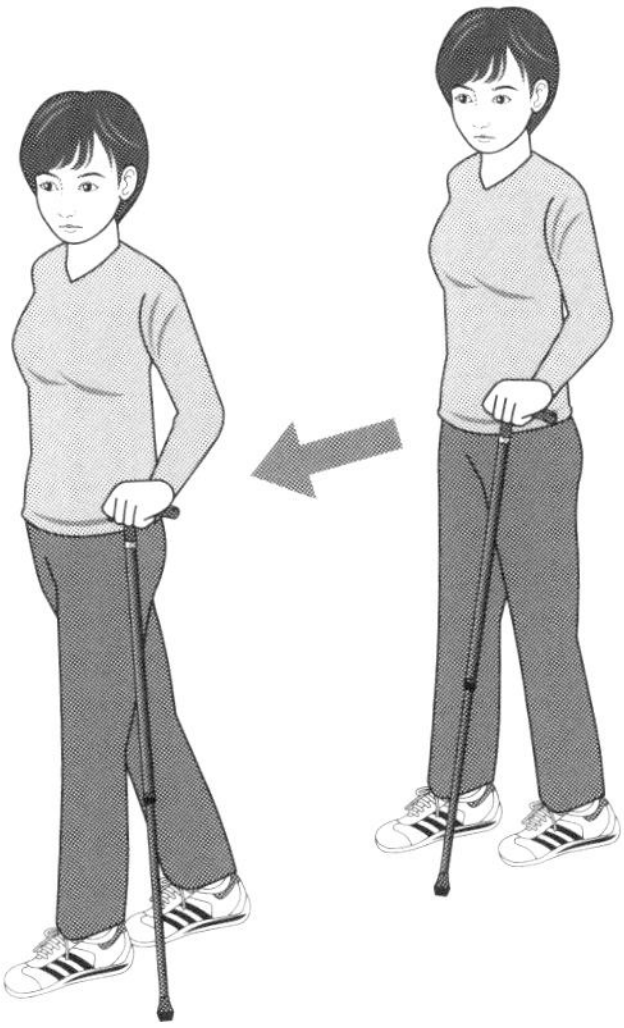

①

杖と痛む足を同時に出し、同時に地面に着ける。

②

杖で体を支えながら体重移動させ、痛まないほうの足を前に出す。

Q 120
重い物を持ち上げるとき、ひざへの負担を軽くする方法はありますか？

ひざ痛の人は、ダンボール箱などの荷物を持ち上げるとき、ひざを曲げずに上体を前傾させてバランスを取ろうとすることが多いようです。しかし、このように前傾姿勢で物を持つと、ひざに大きな負荷がかかるので要注意です。

そこで、床にある重い物を持ち上げるときには、上体を前に倒すとともに、無理のない範囲でひざを曲げてしゃがんでください。そのうえで、体に物を近づけ、痛まないほうのひざを床につけながら、腰を曲げて物をしっかりと持ちます。そして、両ひざと腰をゆっくり伸ばしながら、物を持ち上げるといいでしょう。

さらに、物を持って移動するときは、重い物をヘソのあたりにしっかりと密着させます。こうした動作を心がけることで、ひざにかかる負荷をおなかや腰、太ももなどに分散させられます。

とはいえ、変形性膝《ひざ》関節症の人は重い荷物を持ち運ぶことをさけなければなりません。無理をせず、できるだけ台車を使うようにしましょう。

（清水伸一）

Q 121 ウォーキングは1日1万歩を目標に行えばいいのですか？

一般に、1日1万歩以上歩くことが体にいいとされていますが、それはひざが悪くなく、若くて足腰が丈夫な人の話です。ある研究によると、中高年以上の人は1日当たり8000歩を超えると、それ以上いくら歩いても健康効果に差のないことがわかっています。むしろ、歩きすぎが原因でひざ痛が悪化することもあるので要注意です。

特に、**変形性膝《ひざ》関節症の人は、ひざ関節の軟骨の損耗を防ぐためにも、1日当たりの歩数を6000歩程度に抑えたほうがいいでしょう。**これは屋外だけでなく、家の中で歩いた分も含めた歩数です。そのため、屋外でウォーキングするときの歩数の目安は5000～6000歩ということになります。

変形性膝関節症の人は、たとえひざ痛が落ち着いていても、このウォーキングの歩数の目安を守るようにしてください。できれば、常に万歩計を身につけて歩数をチェックしましょう。最近は、万歩計の機能が備わっているスマートフォンや腕時計があるので、それらを利用すると便利です。

（黒澤 尚）

Q122 最もいいウォーキングの方法を教えてください

変形性膝《ひざ》関節症の人が、運動療法としてウォーキングを行うさいの重要なポイントは、「痛くない距離を痛くないペースで歩く」ことです。

いきなり長い距離を速歩でウォーキングすると、かえってひざ痛を悪化させることになりかねません。痛みの現れない距離を、ゆっくりしたペースで歩くことが肝心です。そして、慣れてきたら徐々に歩く距離を延ばしていきます。

私が患者さんにウォーキングを指導するときは、自分なりの10分コース、30分コース、60分コースを考えてもらいます。そして、体の調子がいい日は長めのコースを歩いてもらい、体の調子が優れない日は短めのコースを歩くか、休んでもらいます。日々のコンディションの変化に合わせて歩くことが重要になります。

コースを考えるときは、人混みをさけ、交通量の少ない安全な経路を選びます。また、坂道や階段のない平地を選ぶことも大切です。

ウォーキングを行う時間帯は、早朝や夕方がいいでしょう。なお、朝は人出が多くなる通勤・通学の時間をさけてください。

（清水伸一）

Q 123 ひざへの負担を減らすためのダイエットでは、運動・食事のどちらがより重要ですか？

体重が増えると、ひざにかかる負担は確実に大きくなります（29ページ参照）。ですから、変形性膝《ひざ》関節症で肥満の人はダイエットに励まなければなりません。

体重が減ると、ひざの負担が減って痛みも軽くなります。すると、活動的になって筋力や体力がつき、さらに体重が減るという好循環が生まれます。

ダイエットの手段には、「運動習慣」と「食生活の見直し」の二つがあります。どちらか一つが重要ということはありません。この二つを両輪としてダイエットに励むことで、効率よく体重を減らせます。

注意点は、運動習慣のない人が食事量を減らすだけのダイエットを続けた場合、ひざを支える筋肉がやせ衰え、かえってひざにかかる負担が大きくなることです。ですから、食生活の見直しだけでなく、必ず運動も行わなければなりません。

運動習慣は、変形性膝関節症の人がダイエットを成功させ、症状を改善するための必須条件といえるでしょう。

（清水伸一）

Q124 ダイエットのための食事で、変形性膝関節症の人が気をつけるべきことはありますか？

変形性膝《ひざ》関節症の人が食事を見直してダイエットをする場合、単純に食事量を節制すればいいわけではありません。体重を減らしつつ、筋肉量を保って減量するように食生活を見直すことが大切です。

特に、中高年になると全身の筋肉量が低下しやすくなり、ひざを支える太ももなどの筋肉もやせていきます。

そこで、変形性膝関節症の改善のためには、**脂肪の摂取量を減らし、筋肉の材料となるたんぱく質を積極的に補い、バランスのいい食事を腹八分目でとることが重要**になります。たんぱく質は肉類に含まれる動物性と、大豆食品などに含まれる植物性がありますが、後者を中心にとるといいでしょう。

また、中高年以降は骨ももろくなります。骨の強化には、カルシウムが豊富な牛乳やヨーグルト、小魚などがおすすめです。そのほか、骨の形成に必要なコラーゲン（硬たんぱく質成分）やビタミン類も多くとりたいものです。

（清水伸一）

Q 125 水分不足はひざ痛を悪化させると聞きました。水分はどのように補給すべきですか？

水分不足になると、ひざの動きを滑らかにし、軟骨に水分や栄養を運んでいる関節液の量が減ってしまいます。その結果、ひざの軟骨の弾力性が失われてクッション機能が低下し、ひざ痛が悪化しやすいのです。

ですから、こまめに水分を補給することが重要になります。ただし、摂取した水分が関節軟骨に行きわたるまでには、かなりの時間がかかるといわれています。そのため、のどの渇きを感じる前に水分を補給し、常に十分な量の水分を体内に保持しておくようにしましょう。

水分の摂取量は、1日当たり約2㍑が目安になります。**1回の補給でたくさん飲むのではなく、適量を何回かに分けて飲むようにしてください。**

なお、心疾患《しっかん》や腎《じん》疾患、糖尿病の人は1日当たり約2㍑の水分でも飲みすぎになることがあります。そのような人は、主治医に相談して1日当たりの水分摂取量を決めてください。

（清水伸一）

Q 126

精神的な不安やストレスもひざ痛の原因と聞きました。どう対処すべきですか?

不安や恐怖心といったストレスは、ひざ痛をはじめとする痛みの症状を悪化させることが科学的にわかっています。

脳の側坐核《そくざ》という部位には、痛みを感じてもそれを和らげる鎮痛物質（専門的にはオピオイドという）を分泌《ぶんぴつ》する働きがあります。しかし、不安や恐怖心にさらされると自律神経（意志とは無関係に内臓や血管の働きを支配する神経）の働きが乱れ、脳の鎮痛作用が正常に働かなくなり、痛みを本来の2倍、3倍に強く感じてしまうのです。

それによって、さらなるストレスを呼び込む悪循環に陥り、症状の改善が妨げられてしまいます。こうした事態を防ぐためには、過大なストレスを抱え込まないように自分自身の内面をコントロールする必要があります。

まず、「痛むから何もしない」という後ろ向きな考えは改め、できるだけ外出するなど前向きな行動を心がけましょう。さらに、信頼の置ける医師や家族、友人に話を聞いてもらうことも大切です。

（清水伸一）

Q 127
ひざ軟骨のすり減りを加速するといわれるプロテオグリカン不足は予防できますか？

プロテオグリカンは、水分やコラーゲン（硬たんぱく質成分）とともに、ひざの関節軟骨を構成する成分の一つです。プロテオグリカンは、水分を引きつけて内部に蓄え、クッション機能を生み出す重要な役割を担っています。

しかし、年を取って老化したり、女性は閉経を迎えたりすると、体内のプロテオグリカンが不足し、ひざの軟骨がすり減りやすくなります。

また、「肥満」や「ひざをかばいすぎる生活」もプロテオグリカンを減少させることが指摘されています。

老化や性別の問題は自分でどうすることもできませんが、運動に励んで肥満を解消したり、ひざを積極的に動かしてかばいすぎる生活を改めることはできるでしょう。つまり、プロテオグリカンは、やり方しだいで自力で増やせるのです。

実際に、軟骨のコラーゲンは年齢とともに減るのに対し、プロテオグリカンは生活習慣の違いで増減をくり返すことがわかっています。

（渡辺淳也）

Q128 プロテオグリカンは日常の自力ケアで増やせると聞きました。どんな方法ですか？

ひざの関節軟骨を構成する成分の一つであるプロテオグリカンを増やす方法として、私はひざ痛の患者さんに「小分け歩き」（左ジペーの図参照）を指導しています。

この小分け歩きをやると、ひざの曲げ伸ばしで関節軟骨に適度な刺激が加わり、プロテオグリカンの新陳代謝（古いものと新しいものの入れ替わり）が促されます。さらに、プロテオグリカンを減らす原因の一つである肥満の解消に役立ったり、ひざを支える太ももの筋肉を強めたりする効果も得られます。

もう一つ、プロテオグリカンを増やす方法として「ソフト屈伸」（190ジペーの図参照）も有効です。ソフト屈伸をやると、やはりひざの曲げ伸ばしでプロテオグリカンの新陳代謝が促されます。また、関節軟骨が関節液を吸い取るスポンジ機能がアップして軟骨細胞が活性化し、プロテオグリカンがより多く作り出されます。

こうしたセルフケアを実行したことで関節軟骨のプロテオグリカンが増え、ひざ痛が改善した人はおおぜいいます。ぜひ試してみてください。

（渡辺淳也）

小分け歩きのやり方

太ももを高く上げ、大股で歩くウォーキングを1回10分、1日3回行う。決して速く歩く必要はない。朝・昼・晩に各1回ずつ歩くのが理想的だが、自分の生活リズムなどに合わせて、いつ行ってもかまわない。

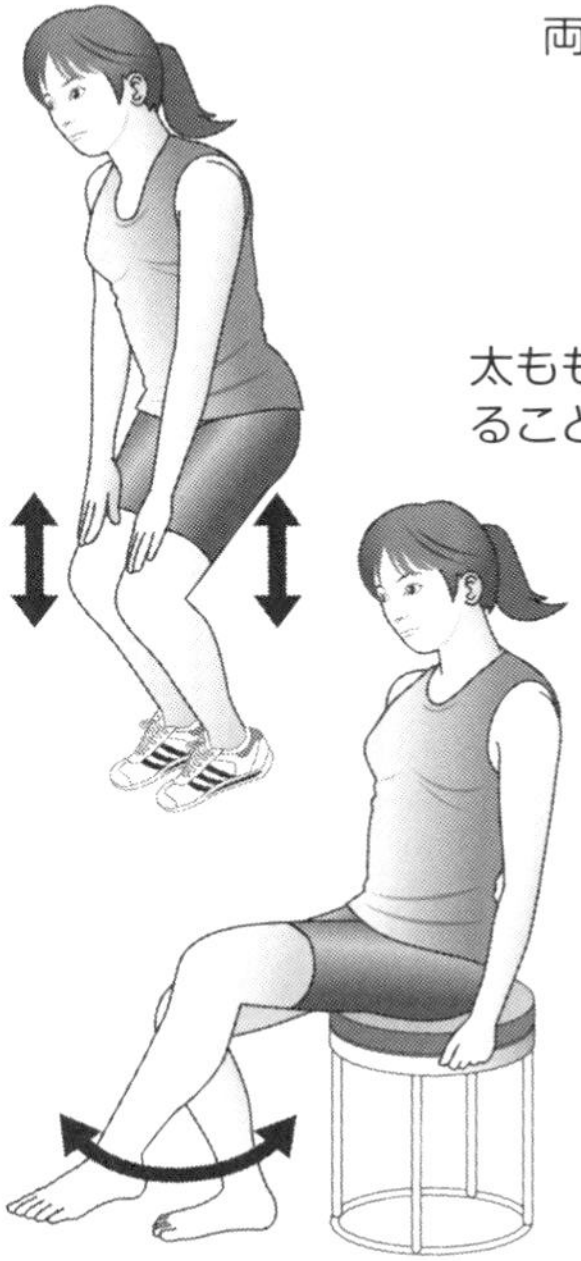

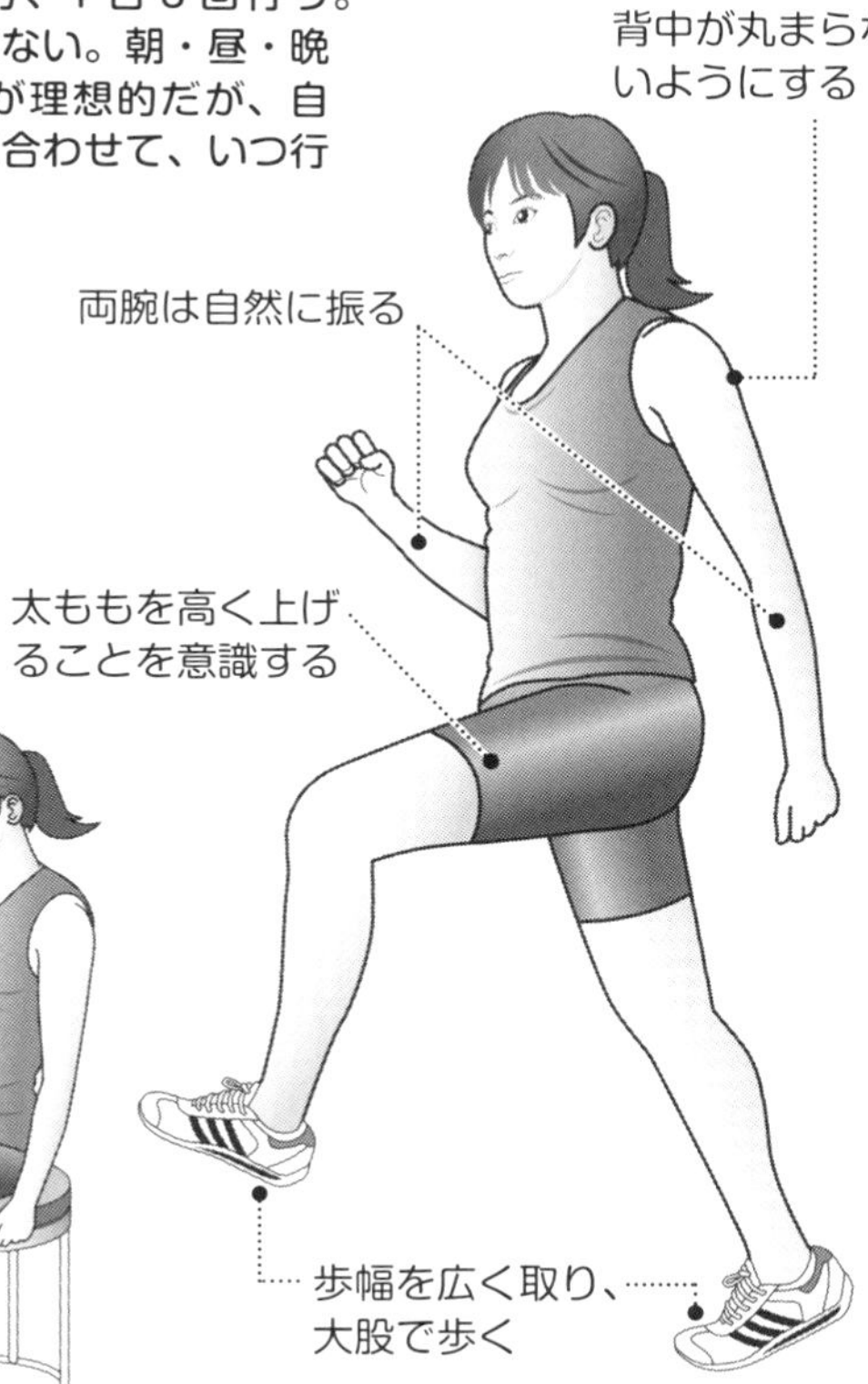

背中が丸まらないようにする
両腕は自然に振る
太ももを高く上げることを意識する
歩幅を広く取り、大股で歩く

※痛みで歩くのがどうしてもつらい人は、立ってその場でソフト屈伸（190ページ参照）を行ったり、イスに座ってひざ痛があるほうの足をゆらすように曲げ伸ばしたりする。慣れてきたら、小分け歩きを行う

ポイント
- 1回10分、1日3回が目標。つらい人は1回数分、1日1回から始める。慣れたら徐々に時間や回数を増やす
- 決して無理はせず、痛みが出たらすぐに休む

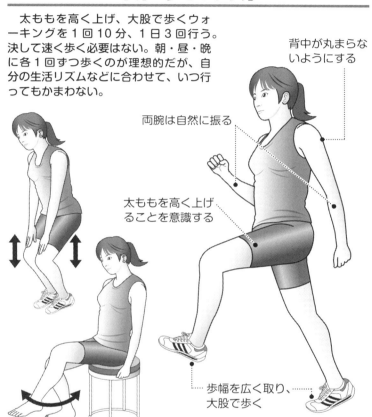

ソフト屈伸のやり方

【準備】基本姿勢を作る

※①～④で姿勢を整えたうえで、
右のソフト屈伸を行う

①

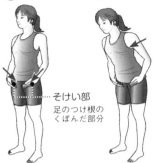

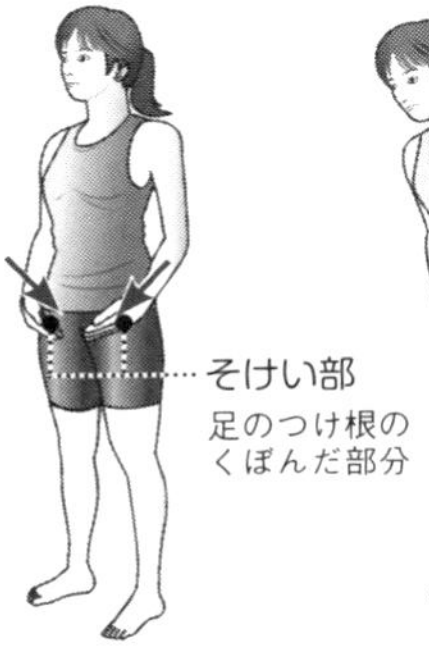

足を腰幅に開いて立ち、足先とひざの向きを合わせる。そけい部に両手の小指側を添える。

②

両手を添えたところを支点にして、上体を少し前に倒す。

③

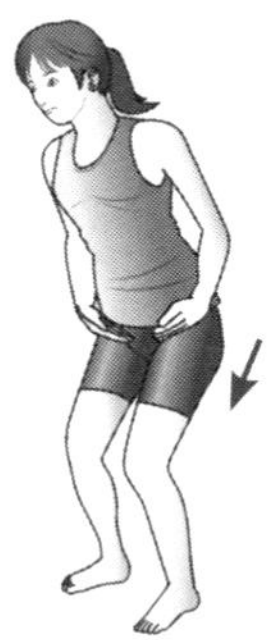

両ひざを軽く曲げる。

④

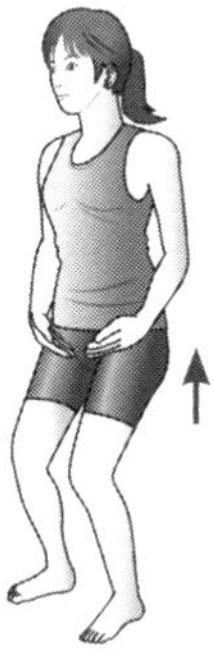

上体をまっすぐ起こす。

左の準備で基本姿勢を作ったら、両腕を体のわきに垂らし、全身の力を抜いて、細かくはずむように、1秒3～4往復ペースで浅い屈伸をくり返す。

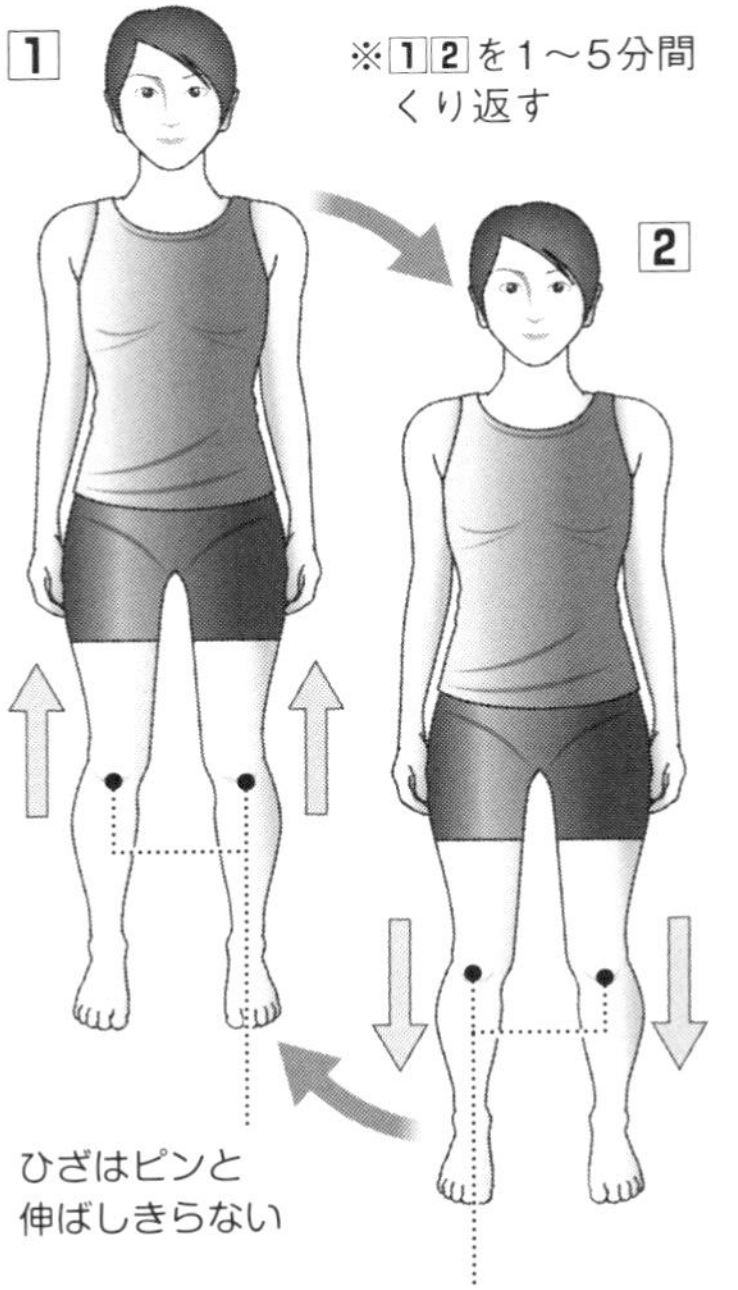

ひざを曲げる深さは、ひざがつま先より前に出ない程度。曲げすぎないように注意する

ポイント

- 1回1～5分を1日3回行う
- 行ったさい、足先とひざがしらがまっすぐ前を向くように注意する。また、上体が後ろに反って下腹が出ないようにする

第9章

関節リウマチなど
他の病気が原因のひざ痛に
ついての疑問9

Q129 関節リウマチによるひざ痛では、どのような治療を行いますか？

関節リウマチによるひざ痛では、ひざ関節内の滑膜《かつまく》が肉の塊のように腫《は》れて炎症を起こしています。そこで、炎症を和らげるために、**ひざにヒアルロン酸やステロイド（副腎皮質《ふくじん》ホルモン）を注射する関節注射**が行われています。

ステロイドと聞くと、骨粗鬆症《こつそしょう》や感染症が起こりやすくなる副作用の強い薬というイメージがあるでしょう。しかし、それはステロイドを口から飲んで全身に回った場合であって、関節の中に局所注射をする場合には比較的副作用が少ないのです。

とはいえ、ヒアルロン酸やステロイドで炎症が抑えられる効果は長くは続きません。ぶり返す痛みを和らげるためには、関節注射を何回もくり返す必要があります。

そこで、痛みの原因である滑膜を切除する手術が行われる場合もあります。これは、**滑膜を関節鏡（内視鏡）で見ながらシェイバー（高速回転するカミソリのような機械）で切除する簡単な手術です。**局所麻酔による日帰り手術も可能ですし、関節内は大量の生理食塩水で洗い流すので感染症を起こす確率も低いといえます。

（戸田佳孝）

Q130 関節リウマチを改善に導く薬があると聞きました。くわしく教えてください

現在、関節リウマチの標準的な治療薬は、「メトトレキサート」と「生物学的製剤」に大別されます。

まず、メトトレキサートは、ひざ関節の滑膜《かつまく》に炎症を起こす免疫細胞が活動時に必要とする葉酸の働きを抑えます。それによって免疫細胞の増加を防ぎ、ひざ関節の破壊を止めるのです。

次に、生物学的製剤は、メトトレキサートを用いても痛みが和らがないときに用います。生物学的製剤には、関節に炎症を起こす免疫細胞に命令を送る、IL－6やTNFといったサイトカイン（生理活性物質）の働きを妨げる作用があります。

日本では5種類の生物学的製剤が認可されており、**中でもよく使われるのはIL－6の働きを妨げるトシリズマブという点滴薬**です。トシリズマブの効果は高く、月1回の治療を半年から1年ほど続けると有効率は80％を超えます。ただし、肺炎などの副作用があるため、扱える医療機関は国から指定されています。

（吉松俊一）

Q
131

関節リウマチは運動で改善できますか？いい運動があれば教えてください

関節リウマチによるひざ痛の患者さんは、保存療法（手術以外の治療法）として薬物療法や運動療法を行うことになります。

こうした治療と併せて、ひざを動かす「リウマチひざ運動」（左ジペーの図参照）を実行すれば、関節リウマチの症状の改善が期待できます。

リウマチひざ運動は、ひざ関節に負担をかけないようにしながら、ひざ関節を曲げたり、伸ばしたりするセルフケアです。この運動を行えば、狭くなりがちなひざ関節の可動域（動かせる範囲）を広げることができます。さらに関節に力を入れることで、ひざを支える筋肉を強化できます。

やり方は、イスに座った状態で片方の足をまっすぐ伸ばしたり、片方のひざを曲げたまま上げ下げをくり返したりするだけです。これなら、ひざに負担がかからないので、痛みが強い人でもらくに行えるでしょう。

リウマチひざ運動の効力アップ法として、ゴムバンドを使うやり方もあります。ひ

リウマチひざ運動のやり方

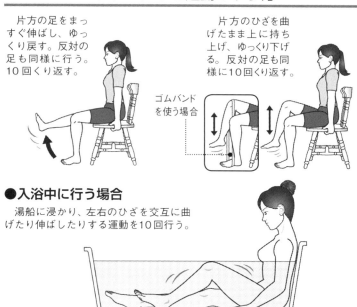

片方の足をまっすぐ伸ばし、ゆっくり戻す。反対の足も同様に行う。10回くり返す。

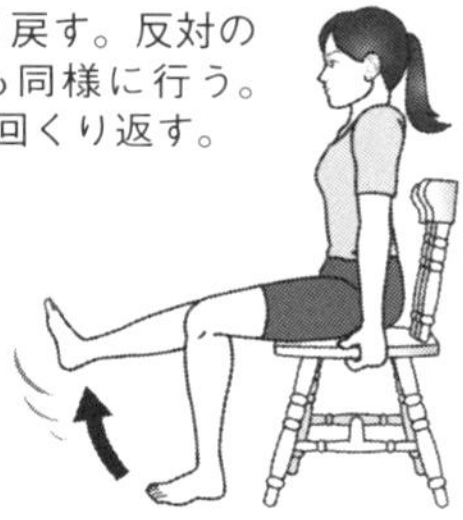

片方のひざを曲げたまま上に持ち上げ、ゆっくり下げる。反対の足も同様に10回くり返す。

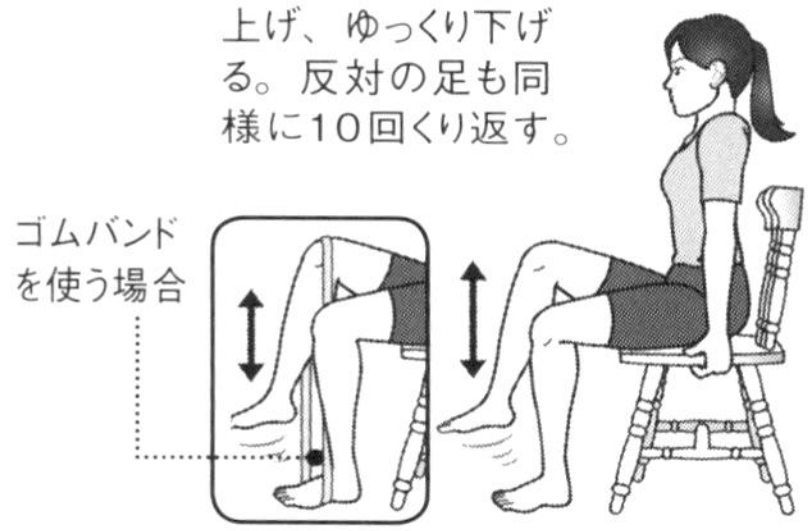

●入浴中に行う場合

湯船に浸かり、左右のひざを交互に曲げたり伸ばしたりする運動を10回行う。

ざでゴムを伸ばす運動を行うことで適度な負荷がかかり、筋肉を効率よく強化できます。

さらに、リウマチひざ運動を入浴中に行えば、血行がよくなって効果が高まります。

行う回数は、朝・晩の1日2回が目安になります。毎日続けると、症状が軽くなることを実感する人が多いようです。

ひざを動かさないでいると、筋肉が萎縮《いしゅく》して、ますますひざ関節を動かしにくくなってしまいます。QOL（生活の質）を保つためにも、この運動を行うといいでしょう。（吉松俊一）

Q 132 ひざを打撲して半月板損傷と診断されました。手術しないで治す方法はありますか？

「半月板損傷」は、スポーツや転倒、打撲《だぼく》などのケガ（外傷）で起こるひざ痛の代表格です。特に、ひざに強い衝撃を受けたり、ひざをねじったりすると、半月板に亀裂が入ったり、一部が粉々に引き裂かれたりすることがあります。

整形外科では、半月板の損傷が軽い場合、安静にしたうえで、痛みを和らげるためにひざを温めます。また、局所麻酔薬や抗炎症薬、ステロイド薬（副腎皮質《ふくじんひしつ》ホルモン）、ヒアルロン酸などをひざに注射して痛みを和らげることもあります。

痛みが和らいだら、テーピングやサポーターでひざを固定します。軽症の場合は、テーピングをしたまま歩くなど、ひざへの負担が軽い運動を行うといいでしょう。

半月板の損傷がひどく、痛みも強い場合には、半月板を縫合、あるいは切除する手術を検討することになります。ただし、半月板を切除すると、変形性膝《ひざ》関節症に進む可能性が高まります。痛みから早く解放されたい人は、日帰り手術も可能なので、医師に相談してみてください。

（吉松俊一）

Q 133 突然ひざに力が入らなくなり靭帯断裂が疑われています。手術が必要ですか？

ひざ関節は、内側・外側の側副靭帯《じんたい》、前・後の十字靭帯で支えられています。靭帯は、骨と骨をつなぐ丈夫な組織ですが、激しいスポーツや交通事故によるケガなどで損傷したり断裂したりすることがあります。

中でも起こりやすいのは、十字靭帯の損傷・断裂です。十字靭帯が切れたときには「プチッ」と音がすることもあり、ひざは支えをなくして力が入らず、ぐらつきます。さらに、内出血で関節内に血がたまり、激痛も起こります。靭帯の損傷や断裂が疑われるときは、すぐに整形外科を受診しましょう。靭帯はレントゲン写真には映らないので、ＭＲＩ（磁気共鳴断層撮影）検査を受けて診断を確定させる必要があります。

側副靭帯を損傷した場合は、保存療法（手術以外の治療法）で回復が期待できます。しかし、十字靭帯の激しい損傷や断裂は自然に治る可能性が低いため、手術（靭帯修復術、あるいは再建術を選ぶ）を検討することになります。

（吉松俊一）

Q 134

偽痛風によるひざ痛が疑われた場合の緊急対処法や治療法を教えてください

痛風は、お酒をたしなむ中高年に多く見られる高尿酸血症の発作症状です。過度な飲酒などが原因で血液中に尿酸が増えると関節内で結晶化し、この尿酸結晶がはがれ落ちると炎症が起こります。炎症がひざ関節に起こると、ひざ痛を招くわけです。

これとよく似た症状に「**偽《ぎ》痛風**」（正式にはピロリン酸カルシウム結晶沈着症）があります。突然、足やひざなどの関節に激痛が起こる点が痛風と似ているため、偽痛風という名称がついていますが、痛風とは全く違う病気です。

痛風も偽痛風も関節に結晶がたまることで起こります。しかし**偽痛風の場合、沈着するのは、肝臓や軟骨細胞で作られるピロリン酸カルシウム**という四角い結晶です。年を取るにつれて、ピロリン酸カルシウムの結晶の沈着は進むので、偽痛風は高齢者に起こりやすいといえるでしょう。

偽痛風は、股《こ》関節やひじ、足首、手首などにも起こりますが、ひざ関節に最も多発します。しかも、ピロリン酸カルシウムの結晶はひざ関節にある関節軟骨を傷めつけるため、変形性膝《ひざ》関節症を合併するケースも見られます。

症状としては、ひざが赤く腫《は》れて痛みます。偽痛風が起こるのは夜間が多く、痛みは安静時にも続きます。さらに、めまい、発熱、体重の減少など全身の症状を伴う場合もあります。

ひざに偽痛風が起こったときは、応急処置として患部を冷やし、安静にすることが肝心です。症状は数日で治まることが多いのですが、ひざ関節はほかの関節よりも大きいため、痛みが1カ月以上続くこともあります。偽痛風が疑われるときは、できるだけ早く整形外科を受診してください。

偽痛風かどうかは血液検査・尿検査ではわかりません。レントゲン撮影でピロリン酸カルシウムの結晶が見られれば、偽痛風と診断されます。

今のところ、薬でピロリン酸カルシウムの結晶を取り除く治療法はありません。そのため、NSAIDs《エヌセイズ》（非ステロイド性抗炎症薬）で痛みを鎮めるのが一般的です。また、くり返し発作が起こる場合には、ヒアルロン酸関節注射やステロイド関節注射を行って炎症を抑え、痛みや腫れに対処する方法もあります。

たとえ重症の場合でも、3カ月程度で症状は治まります。焦らずに治療を続けることが大切です。

（吉松俊一）

Q 135 ひざ関節に骨の破片が挟まる関節ネズミが疑われています。どんな治療が行われますか?

関節ネズミは、軟骨や骨の一部がはがれ、その破片(遊離体という)が関節内をまるでネズミのように動き回る状態で、正式には関節遊離体といいます。

主な症状は、**ひざの痛みと動きの制限**です。遊離体が関節に引っかかったり、大腿《だいたい》骨(太ももの骨)と脛《けい》骨(すねの骨)の間に挟まったりすると激痛が走り、**ひざが突然、ピタッと動かなくなる**ことがあります。歩くことはもちろん、ひざの曲げ伸ばしもできません。**ひざが腫《は》れて水(関節液)がたまる**こともあります。

また、遊離体が関節内を動き回るのを感じたり、ときには関節の表面に移動してきた遊離体を外から指で触れることができたりします。

このような症状に心当たりがあるなら、関節ネズミが疑われるでしょう。関節ネズミの場合、レントゲンやＭＲＩ(磁気共鳴断層撮影)などの画像検査で数個から数十個の遊離体を確認できるので診断は容易です。

関節ネズミの原因は、**激しいスポーツや転倒などのケガによるものと、軟骨・骨の**

組織が変性したことによるものとがあり、それぞれ対処法が異なります。とはいえ、おおむね次のような治療が行われると考えていいでしょう。

スポーツで起こる骨軟骨骨折や離脱性骨軟骨炎による関節ネズミの場合は、激痛などの症状が現れる前に発見されたら、ただちにスポーツを中止しなければなりません。そのうえで安静を心がけ、自然に回復するのを待つことになります。

関節ネズミが起こるしくみ

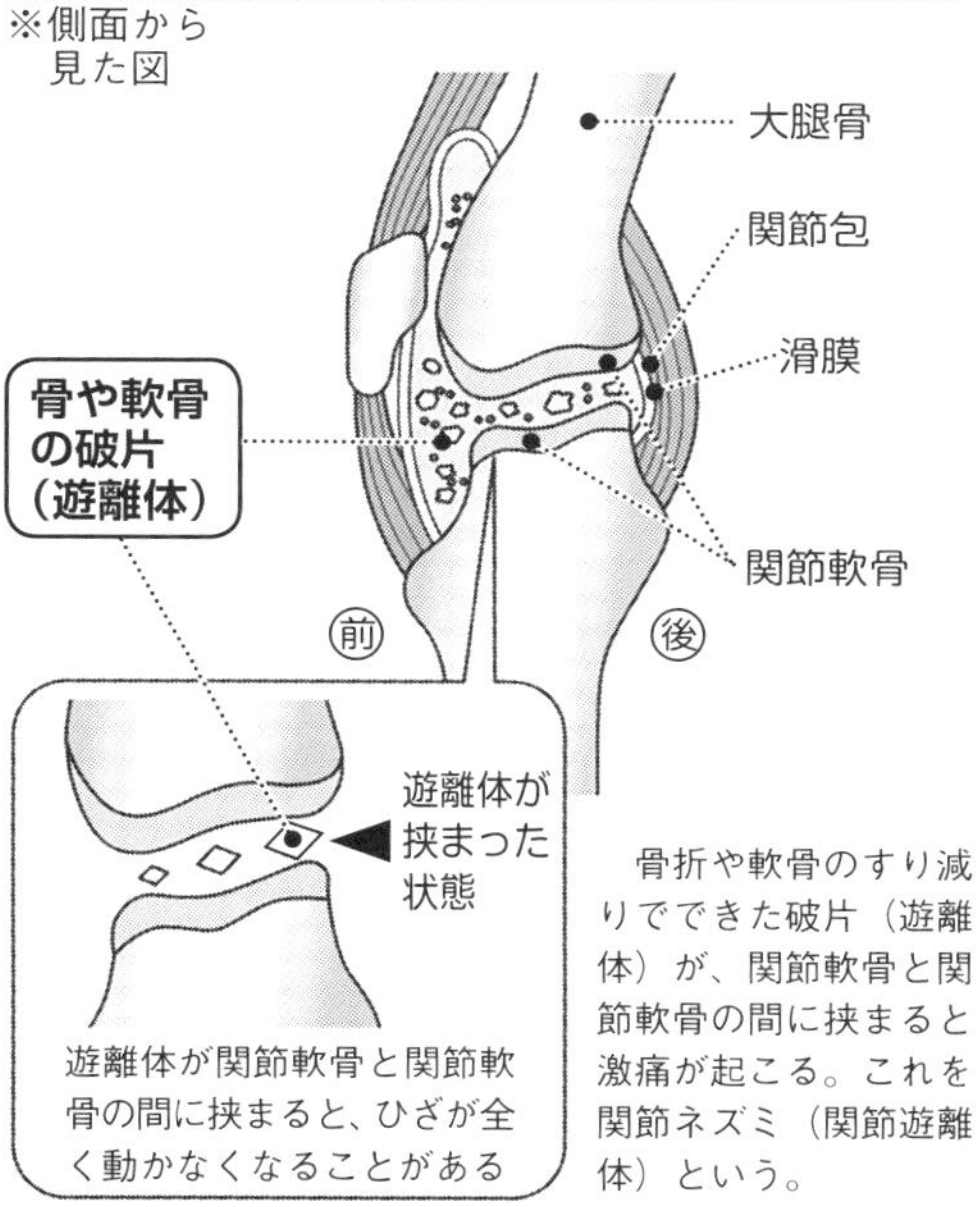

骨折や軟骨のすり減りでできた破片（遊離体）が、関節軟骨と関節軟骨の間に挟まると激痛が起こる。これを関節ネズミ（関節遊離体）という。

すでに遊離体が挟まり激しく痛む場合には、手術で遊離体を取り除かなければなりません。**関節鏡視下手術や関節切開手術を行うのが一般的です。**

ひざ関節の滑膜《かつまく》の腫瘍《しゅよう》性（悪性ではない）の変化が、軟骨や骨にまで及んで削れた破片が関節の中を動き回る骨軟骨腫症でも、同様の手術が必要になります。

（吉松俊一）

Q136 化膿性関節炎と診断されると、どのような治療が行われますか？

化膿《かのう》性関節炎は、関節内に病原菌（黄色ブドウ球菌、連鎖球菌、肺炎球菌など）が侵入して化膿する感染症です。この病気の半数以上は、ひざ関節に起こります。発症すると関節が腫《は》れて発熱や激しい痛みを伴い、進行すると軟骨や骨が破壊されます。

化膿性関節炎が疑われたら早急な整形外科の受診が重要です。関節液を抜き取って濁りの程度、細菌の種類、どの抗生物質が有効かなどを調べ、血液検査で白血球の増加やＣＲＰの上昇を確認し、異常が認められれば化膿性関節炎の診断が下されます。

通常、化膿性関節炎と診断されると、手術で膿《うみ》のたまった関節内を洗浄するとともに、病原菌に感染した滑膜《かつまく》を切除します。また、手術後しばらくは関節内を継続的に洗浄するためにドレーン（排膿用の管）を入れたままにしなければなりません。さらに、抗生物質を全身投与して病原菌の駆除を図ります。

手術で症状は治まりますが、痛みが残ったり関節が不安定になったりすることがあり、病原菌の安全な駆除を確認後に人工膝《ひざ》関節置換《ちかん》術を行います。

（齋藤知行）

Q 137 大腿骨顆部骨壊死と診断されると、どのような治療が行われますか？

大腿《だいたい》骨顆《か》部骨壊死《えし》は、大腿骨の先端部（大腿骨顆部）内側の組織が、なんらかの原因で壊死してつぶれ、ひざの内側に激しい痛みが生じる病気です。夜間就寝中に痛むことが多く、骨粗鬆《こつそしょう》症に伴って起こりやすく、65歳以上の女性に多発します。

発症から1～2カ月の初期には、レントゲン写真に変化は見られません。そのため診断に当たっては、MRI（磁気共鳴断層撮影）検査を行い、関節軟骨の状態や病変の広がり、その周囲の骨硬化など骨髄《こつずい》の変化の有無を調べることが重要になります。

治療法は、骨の壊死の大きさ、症状の程度、患者さんの年齢などを考慮して決めます。壊死の範囲が比較的小さい場合、主に保存療法（手術以外の治療法）を行います。具体的には薬物療法、注射療法、杖《つえ》歩行によるひざへの負担軽減、リハビリ、足底板を使った装具療法などです。骨密度が低ければ、骨粗鬆症の治療も併せて行います。

壊死が進んでいる場合は、高位脛《けい》骨骨切り術（145ページ参照）、人工膝《ひざ》関節置《ち》換《かん》術（151ページ参照）などの手術を検討します。

（齋藤知行）

解説者紹介① ※掲載順

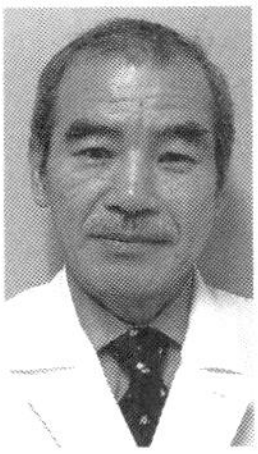

順天堂大学医学部
整形外科学
特任教授

黒澤《くろさわ》 尚《ひさし》 先生

専門は、ひざ関節、変形性膝関節症、スポーツ外傷、関節鏡手術。東京大学整形外科助手、米国ハーバード大学Brigham&Women's病院留学、東京大学医学部整形外科講師、順天堂大学整形外科主任教授、順天堂東京江東高齢者医療センター副院長を経て江東病院整形外科医師、順天堂大学医学部整形外科学特任教授。黒澤式ひざ体操を提唱し、世界で注目を集める。日本整形外科学会整形外科専門医・評議員、日本整形外科学会スポーツ認定医、日本体育協会スポーツ医、日本関節鏡・膝・スポーツ整形外科学会名誉会員。

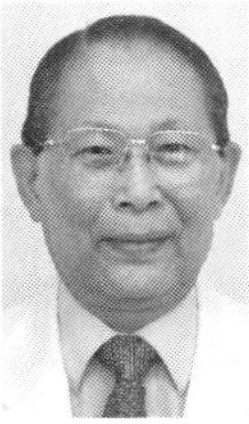

原宿リハビリテーション病院
名誉院長

林《はやし》 泰史《やすふみ》 先生

高齢者医療、関節・骨研究、リハビリテーション医療の第一人者。米国テキサス大学骨代謝科留学後、東京都老人医療センター整形外科医長、東京都老人医療センター院長、東京都老人総合研究所所長、東京都リハビリテーション病院院長を歴任。

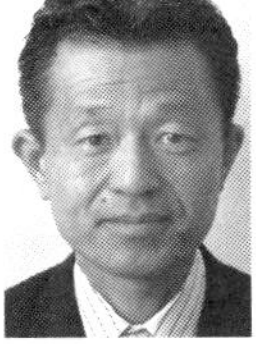

千葉大学
予防医学センター
教授

佐粧孝久《さしようたかひさ》 先生

専門はひざ関節、スポーツ整形。日本整形外科学会整形外科専門医、リウマチ医、スポーツ医、日本スポーツ協会公認スポーツドクター。千葉大学医学部整形外科助教を経て、2015年4月より現職。

解説者紹介② ※掲載順

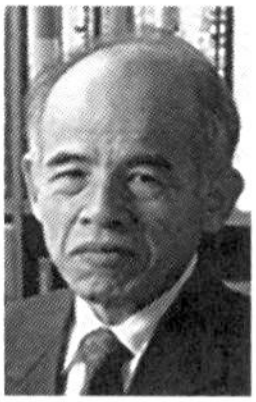

大阪市立大学
大学院
名誉教授

山野慶樹《やまのよしき》 先生

川崎医科大学教授、大阪市立大学教授、日本整形外科学会理事を歴任。日本整形外科学会整形外科専門医、三宝病院名誉院長。専門は脊椎・末梢神経外科、整形外科外傷、手の外科、マイクロサージャリー、股関節外科、神経電気生理、バイオメカニクス。

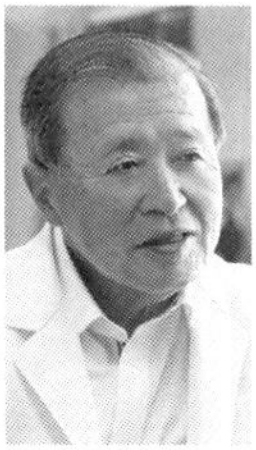

上山田病院
整形外科

吉松俊一《よしまつしゆんいち》 先生

専門は、ひざ関節・スポーツ外傷など。日本プロ野球界初のチームドクターとなった、スポーツドクターの草分け的存在。日本整形外科学会専門医、日本リウマチ学会専門医、日本リハビリテーション医学会認定臨床医、日本体育協会公認スポーツドクター。

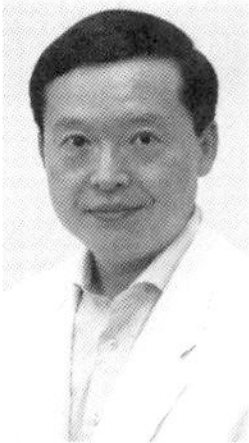

公立福生病院
脳神経外科医・
気象予報士

福永篤志《ふくながあつし》 先生

医学博士、脳神経外科専門医、脳卒中専門医。平塚市民病院、大田原赤十字病院などで脳神経外科医として勤務後、慶應義塾大学医学部脳神経外科臨床助手・医学部研究員として高次脳機能に関する研究を行う。

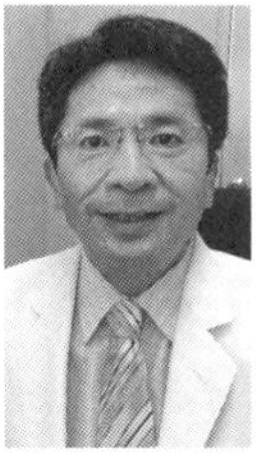

戸田整形外科
リウマチ科
クリニック院長

戸田佳孝《とだよしたか》 先生

日本整形外科学会専門医、日本リウマチ学会評議員・指導医、日本関節病学会評議員。手術をせずに変形性膝関節症を改善する保存的治療法を長年研究しつづけている。2004年には開業医として史上ただ一人、足底板の研究で日本整形外科学会奨励賞を受賞。

解説者紹介③　※掲載順

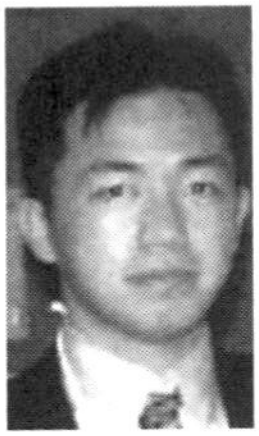

上山田病院
整形外科

吉松俊紀《よしまつとしのり》 先生

専門は、ひざ・腰などの関節、スポーツ外傷など。日本プロ野球界初のチームドクターとなった吉松俊一先生の子息。関節痛に有効な運動療法の実践・指導で活躍。日本整形外科学会専門医、脊椎外科認定医、日本体育協会スポーツドクター。

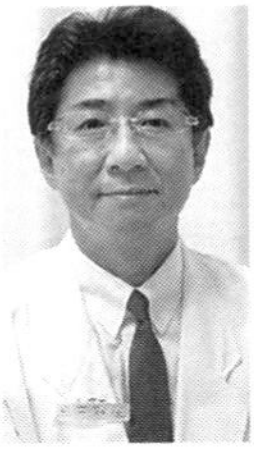

銀座医院
整形外科医

齋藤吉由《さいとうよしゆき》 先生

股関節の軟骨再生運動「ジグリング」を考案した井上明生先生に師事。ひざ痛治療のスペシャリスト。福岡県立柳川病院整形外科医長、泉ガーデンクリニック整形外科医長、東京ミッドタウンクリニック整形外科部長などを経て現職。

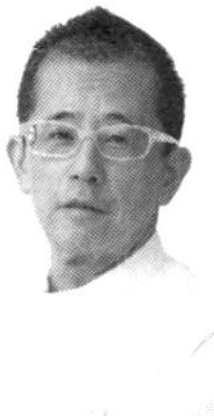

清水整形外科
クリニック
院長

清水伸一《しみずしんいち》 先生

元埼玉医科大学総合医療センター整形外科講師。日本整形外科学会専門医。AKA指導医。ひざ・腰・首などの関節痛や脊柱管狭窄症の治療を専門に行い、患者さんに寄り添った運動療法に定評がある。

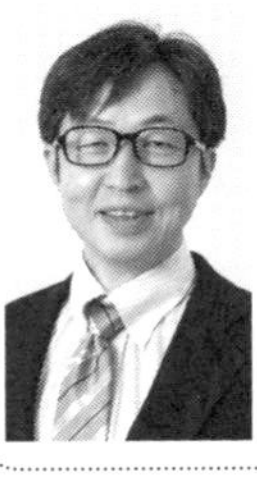

お茶の水整形外科
機能リハビリテーションクリニック
院長

銅冶英雄《どうやひでお》 先生

整形外科におけるひざ痛や腰痛などの運動療法のスペシャリスト。東京医科歯科大学非常勤講師。日本整形外科学会専門医・認定脊椎脊髄病医。日本リハビリテーション医学会専門医。日本足の外科学会評議員、日本義肢装具学会評議員。

解説者紹介④　※掲載順

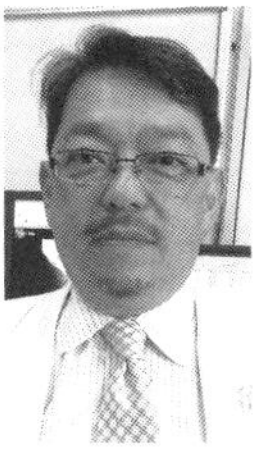

ヒロ整形
クリニック
院長

勝野《かつの》　浩《ひろし》 先生

米国ハーバード大学への留学経験を有し、結果の見える治療を目指す骨代謝のスペシャリスト。日本整形外科学会専門医。同学会認定スポーツ医、同学会公認スポーツドクター。同学会ロコモアドバイスドクター。同学会リハビリテーション認定医。

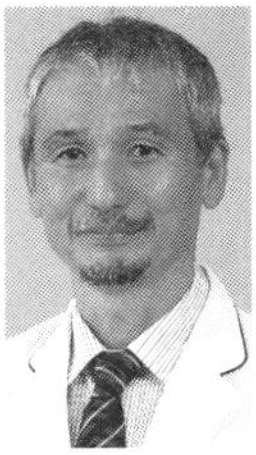

名古屋一宮西病院
人工関節
センター長

巽《たつみ》　一郎《いちろう》 先生

米国メイヨー・クリニックと英国オックスフォード大学整形外科留学で世界最先端の技術を体得。湘南鎌倉総合病院人工膝関節センター副院長・膝関節部長、同センター長などを経て現職。日本屈指の膝関節形成技術を指導している。

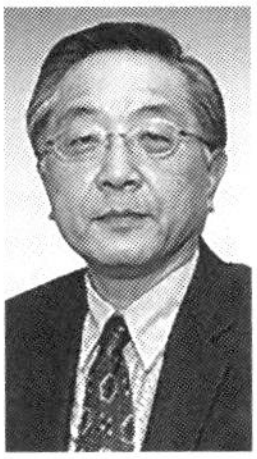

横浜市立
脳卒中・神経
脊椎センター
病院長

齋藤知行《さいとうともゆき》 先生

専門は退行性膝関節疾患、関節リウマチ、手の外科、脊椎疾患、小児整形外科など。横浜市立大学病院や町田市民病院に勤務後、横浜市立大学医学部整形外科教授として臨床研究や医学教育に携わり、横浜市立大学医学部長、同大学理事・副学長などを経て現職。

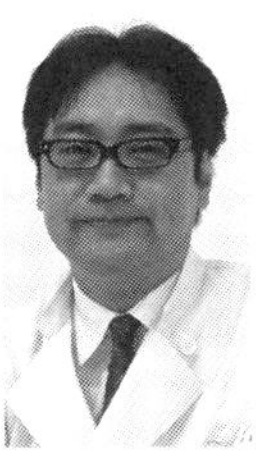

千葉大学
大学院医学研究院
特任教授

渡辺淳也《わたなべあつや》 先生

千葉大学大学院医学研究院の特任准教授などを経て、2016年から現職。日本整形外科学会専門医、日本整形外科学会スポーツ認定医、日本医師会認定健康スポーツ医、日本体育協会認定スポーツ医、日本整形外科学会リウマチ認定医。

ひざ痛　変形性膝関節症
ひざの名医15人が教える
最高の治し方大全

2020年7月21日　第1刷発行
2024年3月26日　第5刷発行

編 集 人　小俣孝一
編　　集　わかさ出版
シリーズ統括　石井弘行　飯塚晃敏
編集協力　菅井之生（菅井編集事務所）
装　　丁　下村成子（ヴィンセント）
ＤＴＰ　菅井編集事務所
発 行 人　山本周嗣
発 行 所　株式会社文響社
〒105-0001　東京都港区虎ノ門2丁目2－5
ホームページ　https://bunkyosha.com
お問い合わせ　info@bunkyosha.com
印刷・製本　中央精版印刷株式会社

ISBN 978-4-86651-245-7

本書は専門家の監修のもと安全性に配慮して編集していますが、本書の内容を実践して万が一体調が悪化する場合は、すぐに中止して医師にご相談ください。また、疾患の状態には個人差があり、本書の内容がすべての人に当てはまるわけではないことをご承知おきのうえご覧ください。

この本に関するご意見・ご感想をお寄せいただく場合は、郵送またはメール（info@bunkyosha.com）にてお送りください。